내 몸에 딱 맞는 교정 운동으로

바르게
설 수 있다

올바른 자세로 앉고 서고 걸어보자

내 몸에 딱 맞는 교정 운동으로

바르게
설 수 있다

온도니 지음

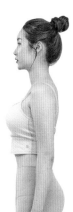
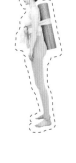
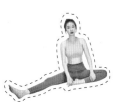
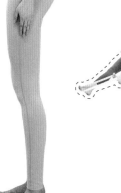
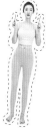

체형교정으로
통증 잡고
다이어트까지

혼자서도 쉽고 간단하게 나의 체형과 자세를 확인한다

Booksgo

바르게 앉고,
서고, 걸어보자

마사지를 받아도 그때 뿐, 항상 몸이 뻐근하다.
운동을 하더라도 원하는 곳에 자극이 없고 어깨나
허벅지, 종아리같이 다른 부위에 알이 배긴다.

현대 사회를 살아가는 대부분의 사람들이라면 공감할 것입니다. 저 또한 그랬습니다. 하루에 두 시간씩 운동을 해도 뻐근하고 원하는 자극이 오지 않았습니다. 뿐만 아니라 엉덩이는 늘 처져 있었습니다.

하루 중 꽤 오랜 시간을 운동하는 데에 쏟아 부었지만 제대로 된 운동 효과를 보지 못한 이유는 운동 순서가 올바르지 않았기 때문이었습니다. 그때부터 저는 운동 순서에 집착하게 되었습니다.

근육학과 해부학을 공부하면서 여러 체형과 제 몸의 어떤 근육이 길고 짧은지를 알게 되었습니다. 그렇게 공부와 개인 운동을 병행하던 어느 날, 저는 큰 깨달음을 얻었습니다. 특정한 움직임이 잘 안 되고, 엉덩이 운동을 해도 왼쪽과 오른쪽에 들어가는 힘이 다른 것입니다.

사실 제 몸이 이런 상태인건 이미 느끼고 있었지만 공부를 하기 전엔 모든 것이 어렵다보니 몸이 보내는 신호를 읽고 싶어도 읽지 못했습니다. 하지만 공부를 하면서 제 몸에 대해 많은 것을 알게 되었고 어느 순간 몸에서 보내는 신호가 느껴졌습니다.

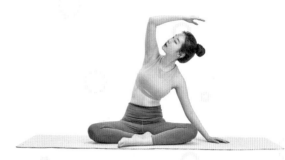

　　짧은 근육을 해결하지 않는다면 앞으로도 몸이 달라지지 않는다는 걸 깨닫고 늘 하던 운동들의 순서를 바꿨습니다. 처진 엉덩이가 올라갔고 골반이 교정되는 것은 물론 허벅지도 날씬해졌습니다.

　　이를 바탕으로 다른 사람들에게 적용시켰고 효과는 생각보다 빨리 나타났습니다. 5회 운동만으로 체형 교정이 빠르게 되면서 몸 선이 좋아지는 것이 보였고 이후 더욱 운동 순서에 집착하게 되었습니다. 약간의 순서만 바꾸면 운동 시간은 반으로 줄어들고 효과는 두 배로 볼 수 있음을 직접 경험하고 확인하였기 때문입니다.

　　이 책은 바르게 앉고, 서고, 걷기 위해 전문가의 도움 없이 집에서 자신의 체형을 알아보는 방법과 체형에 맞춘 운동을 소개합니다. 자신의 체형을 알고, 그에 따른 운동 순서를 적용한다면 체형 교정뿐만 아니라 요요현상 없는 다이어트까지 성공할 수 있다고 감히 장담합니다.

온도니

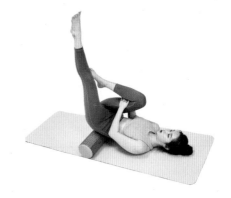

셋 · 나의 척추는 완만한 S커브인가

넷 · 나의 날개뼈는 제자리에 있을까

다섯 · 나의 갈비뼈는 바르게 세워져 있을까

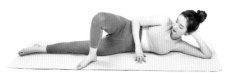

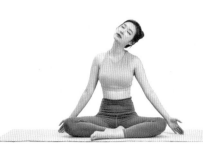

Chapter 03
불편함 없는 생활을 위한
통증별 운동 처방

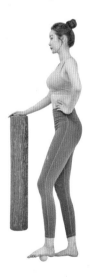

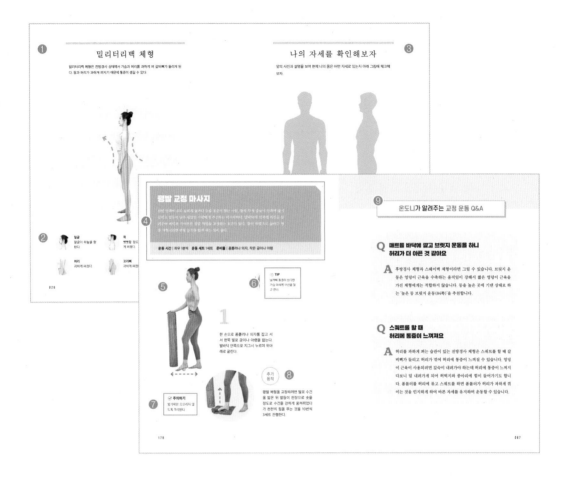

❶ 몸의 정렬
바른 몸과 바르지 않은 몸, 다양한 체형을 보여줍니다.

❷ 부위별 자세
운동할 때 놓치기 쉬운 포인트를 알려줍니다.

❸ 나의 자세 확인하기
자신의 몸 상태를 그림 위에 체크하며 어떤 체형인지 알아봅니다.

❹ 운동 설명
어떤 효과가 있는 운동인지, 어느 체형에게 특히 좋은지 등 해야 할 운동에 대해 알려줍니다. 운동의 횟수와 세트, 운동 시간, 준비물 등을 알려줍니다.

❺ 운동 방법
바르게 앉고, 서고, 걷기 위해 어떻게 운동을 해야 하는지 알려줍니다.

❻ TIP
운동을 할 때 알아두면 좋은 정보에 대해 알려줍니다.

❼ 주의하기
운동ㄴ을 할 때 주의할 부분에 대해 알려줍니다.

❽ 변형, 추가 동작
난이도를 조절할 수 있도록 변형 동작과 추가 동작을 알려줍니다.

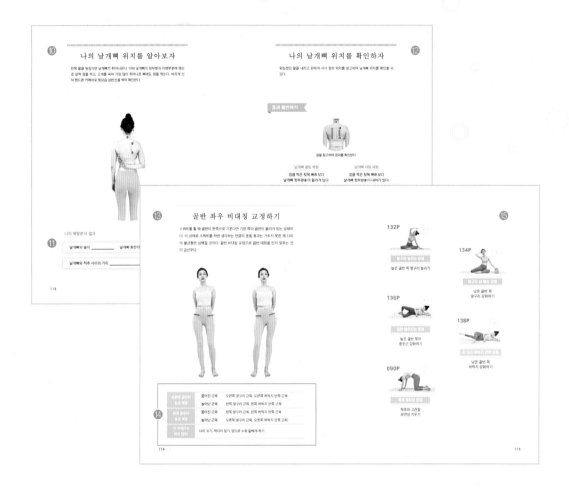

⑨ **Q&A**

교정 운동에 대한 궁금증을 온도니와 함께 해결합니다.

⑩ **체형 분석**

자세와 정렬을 측정하여 자신의 체형을 알아볼 수 있습니다.

⑪ **나의 결과**

자신이 느끼는 부위별 상태와 측정한 결과를 적습니다.

⑫ **결과 확인**

측정 결과를 알아보며 자신이 어떤 체형인지 알 수 있습니다.

⑬ **체형 소개**

체형별로 일상에서 느끼는 불편함과 통증을 알려줍니다.

⑭ **근육 상태와 이 자세만은 하지 말자**

어떤 근육이 짧아지고 길어진 상태인지와 하지 말아야 할 자세를 알려줍니다.

⑮ **교정 운동 루틴**

몸 상태에 따라 교정할 수 있는 운동 루틴을 알려줍니다.

Chapter 01

바르게 서기 위한
바른 몸과 자세

바른 몸과
여러 가지 자세

우리 몸은 부위별로 각자의 바른 자세가 있다. 태어날 때는 누구든 바르게 태어나지만 성장하면서 각자의 습관과 방식에 따라 조금씩 어긋나기 시작한다. 이러한 어긋남은 결국 통증을 만들어 내기도 한다. 내가 어떤 체형에 속하는지, 근육의 길이에 대해서 알면 체형 교정 효과를 더욱 빨리 볼 수 있다.

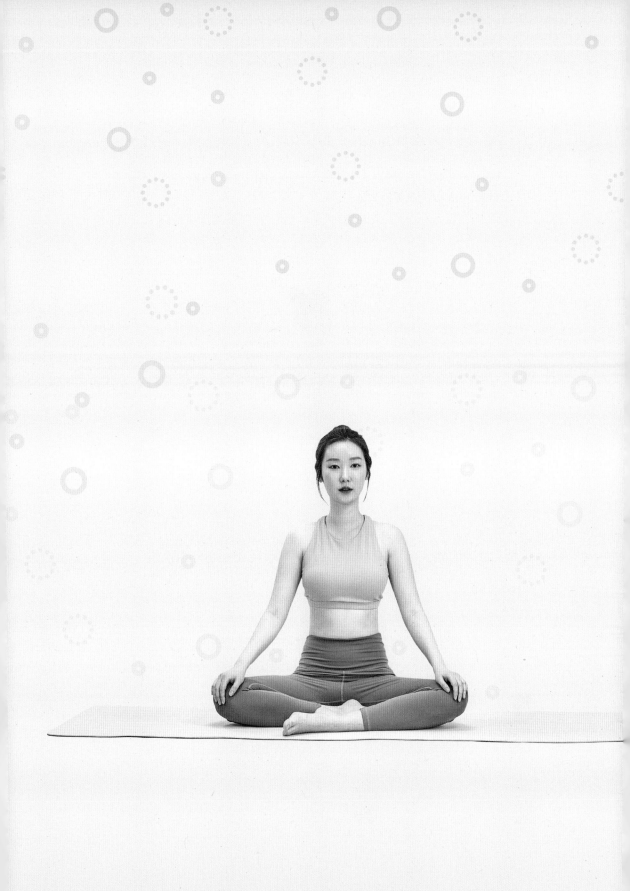

바른 몸

바른 자세에 대한 현대인들의 관심은 어떤 형태로든 늘 끊이지 않았다. 그렇다면 바른 자세는 어떤 자세일까? 카메라로 서있는 상태의 옆모습을 찍은 뒤 바깥복사뼈 앞쪽에서 천장까지 수직이 되도록 선을 긋고 무릎뼈 옆쪽, 어깨뼈, 귓불이 일직선상에 있다면 바른 자세라고 할 수 있다.

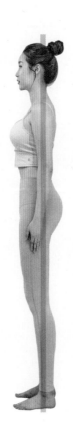

얼굴
앞으로 나가지 않고 정면을 향한다.

목
아치 형태이다.

등
둥글게 말려 있다.

허리
완만한 아치 형태이다.

꼬리뼈
살짝 둥글게 말려 있다.

전방경사 체형

평소에도 청바지 모델처럼 허리가 과하게 펴진 상태라면 골반이 치골보다 앞으로 기울어진 전방경사 체형이다. 아랫배 근육이 늘어나 있으면서도 다시 짧아지려는 움직임은 거의 없기 때문에 아랫배에 살이 잘 찐다.

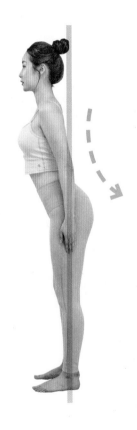

허리
과하게 펴졌다.

꼬리뼈
뒤를 향한다.

후방경사 체형

남자들이 서서 소변을 보는 자세와 비슷한 후방경사 체형은 골반이 치골보다 뒤로 기울어져 있다. 꼬리뼈가 바닥으로 너무 말려 있어서 엉덩이가 처진 것처럼 보인다.

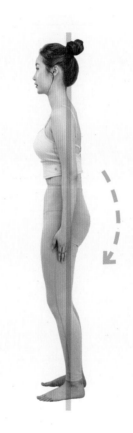

허리
일자이거나 둥글게
말려 있다.

꼬리뼈
바닥으로 심하게 말
려 있다.

스웨이백 체형

흔히 무거운 물체를 몸 앞으로 들 때 골반을 앞으로 내밀어 무게를 감당하려고 한다. 이것이 반복되면 골반은 앞으로 나오고 등은 뒤로 빠진 스웨이백 체형이 된다. 이 체형은 전방경사와 후방경사 둘 다 동반될 수 있다.

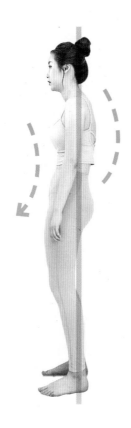

얼굴
앞으로 나가 있다.

목
정면, 위, 아래을 보는 각도에 따라 달라진다.

등
과하게 둥글다.

허리
과하게 펴져 있으면 전방경사, 둥글면 후방경사이다.

밀리터리백 체형

밀리터리백 체형은 전방경사 상태에서 가슴과 허리를 과하게 펴 갈비뼈가 들리게 된다. 등과 허리가 과하게 펴지기 때문에 통증이 생길 수 있다.

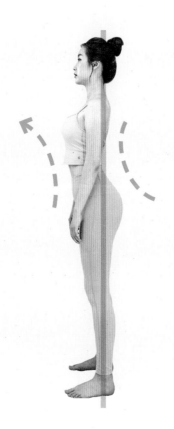

 얼굴
얼굴이 하늘을 향한다.

 목
뻣뻣할 정도로 과하게 펴졌다.

 등
아랫부분이 과하게 펴졌다.

 허리
과하게 펴졌다.

 꼬리뼈
과하게 펴졌다.

나의 자세를 확인해보자

앞의 사진과 설명을 보며 현재 나의 몸은 어떤 자세로 있는지 아래 그림에 체크해
보자.

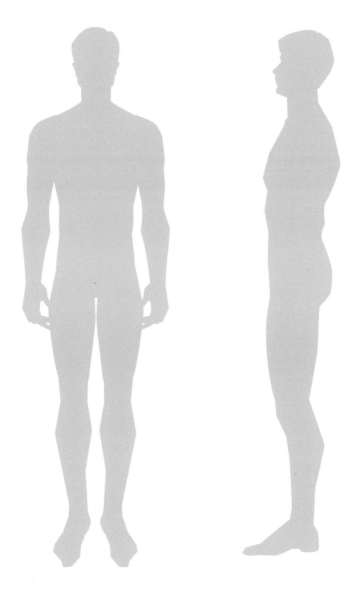

앞모습   옆모습

골반의 높이로
알아보는
나의 자세

가상의 선을 그어 몸의 좌우 균형을 알아보며 전신 뒷모습의 바른 자세와 바르지 않은 자세를 판단한다. 골반의 높이에 따라 몸통, 어깨, 머리가 옆으로 휘었는지, 골반 좌우의 높이가 다른지, 척추가 옆으로 휘었는지, 다리가 안으로 모이거나 벌어졌는지를 확인해보자.

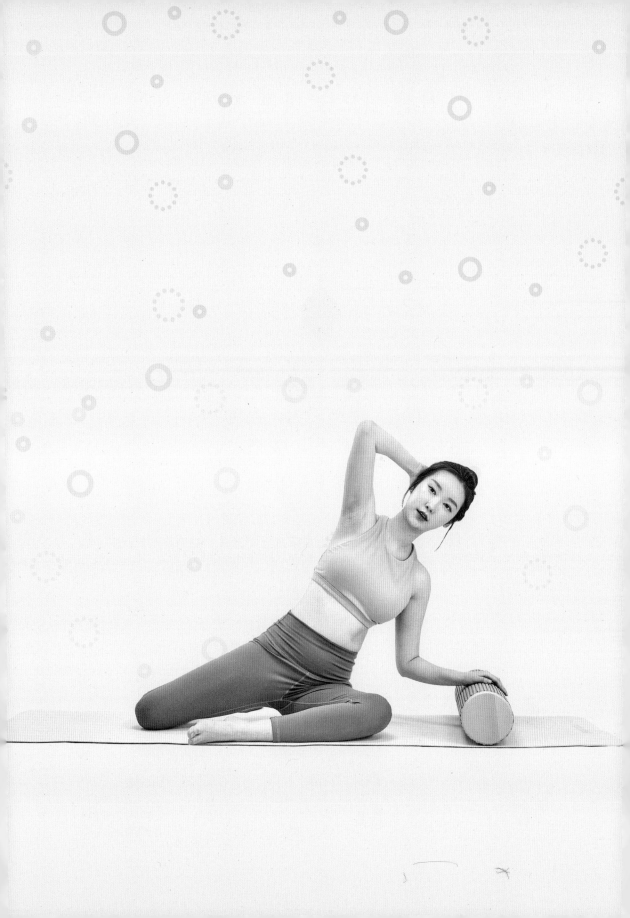

전신 뒷모습 바른 자세

골반의 높이에 따라 온몸의 정렬이 달라진다. 전신 뒷모습의 바른 자세를 알아보기 위해 발을 골반 너비로 벌리고 선 뒤 양 발뒤꿈치 중간과 천장을 수직으로 이어 가상의 선을 긋는다. 이 선을 기준으로 좌우가 대칭 상태이고 머리와 목, 허리, 꼬리뼈가 일직선상에 있다면 바른 자세이다.

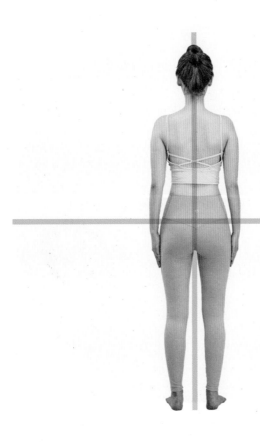

얼굴
옆으로 기울거나
돌아가 있지 않다.

어깨
좌우가 수평하며
올라가거나 내려
가지 않았다.

등
척추와 날개뼈 사이
가 약 8~10cm 떨어
져 있다.

골반
좌우가 수평하다.

다리
안으로 모이거나
바깥으로 벌어지
지 않았다.

발의 회전
발바닥 안과 바깥쪽
균형이 맞고 양발은
정면을 향한다.

오른쪽 골반이 높은 체형

서있을 때 유난히 길어 보이는 다리가 있다면 길어 보이는 다리의 골반이 올라간 것
이다. 올라간 골반 쪽의 다리에는 평소 체중이 많이 실리기 때문에 반대쪽 다리보다
근육량이 많고 힘도 더 세다.

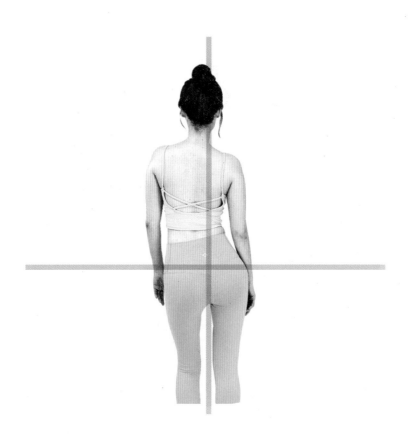

허리
척추가 왼쪽으로 휜
다. 왼쪽 옆구리 근
육이 상대적으로 길
어지고 약해진다.

골반
오른쪽 골반이 높이
있다.

다리
오른쪽 다리가 안으
로 모이면서 오른쪽
허벅지 안쪽 근육이
짧아진다.

왼쪽 골반이 높은 체형

옆으로 누워서 자는 자세는 위에 있는 다리가 안으로 모아져 위에 있는 다리와 연결된 쪽의 골반을 더욱 올라가게 만든다. 골반이 넓을수록 옆으로 누울 때 다리 사이에 쿠션을 끼우는 것을 권장한다.

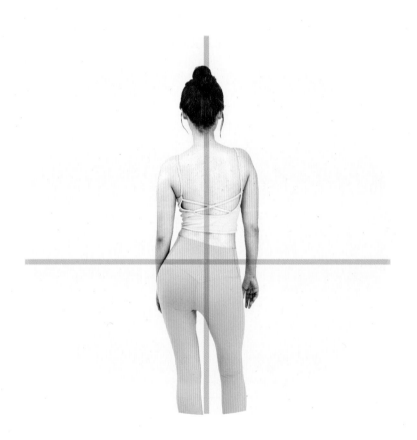

허리
척추가 오른쪽으로 휜다. 오른쪽 옆구리 근육이 상대적으로 길어지고 약해진다.

골반
왼쪽 골반이 높이 있다.

다리
왼쪽 다리가 안으로 모이면서 왼쪽 허벅지 안쪽 근육이 짧아진다.

나의 자세를 확인해보자

앞의 사진과 설명을 보며 현재 나의 골반은 어느 방향이 더 높은지, 그에 따른 허리와 다리는 어떤 상태인지 아래 그림에 체크해보자.

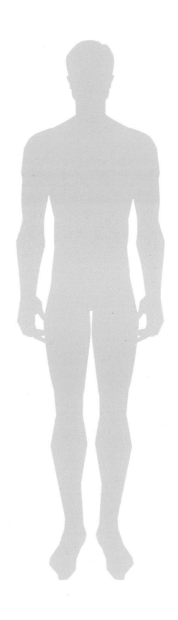

바르게 앉기,
서기, 걷기

몸이 아프다면 아프게 만드는 원인을 찾아서 좋지 않은 것을 하지 말아야 한다. 구부정한 자세는 어깨를, 무릎을 쫙 펴고 서있는 자세는 무릎을 아프게 한다. 체형을 더욱 빠르게 교정하고 통증을 확실하게 완화하고 싶다면 교정 운동과 함께 바른 자세를 습관화하자.

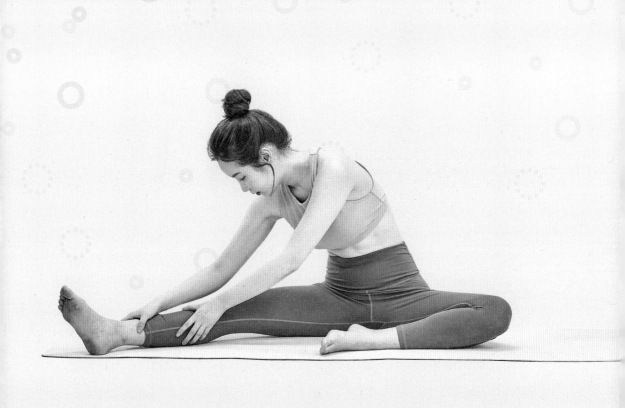

바르게 앉기

직장이나 학교 등 일상생활에서 앉아 있는 시간이 많은 현대인들이 꼭 알아야 하는 바르게 앉기이다. 골반과 몸통이 한쪽으로 돌아가지 않게 정면을 보고 앉는다. 무게 중심은 양쪽 엉덩이에 1:1로 똑같이 둔다. 갈비뼈가 튀어나오지 않도록 주의한다.

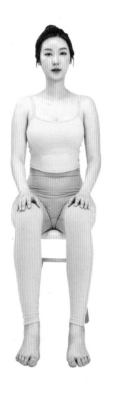
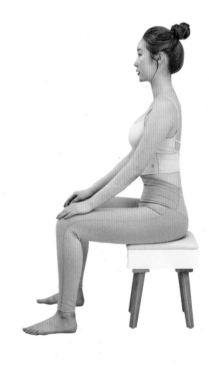

머리와 목
뒷목을 길게 늘여서 턱 아래 달걀 하나가 들어가 있다고 생각하며 턱을 당긴다.

어깨
쇄골을 넓게 펴고 어깨를 끌어내린다.

몸통
골반 위에 수직으로 곧게 세운다.

무릎
두 번째 발가락과 같은 방향으로 둔다.

발
골반 너비로 벌리고 11자를 유지한다

발바닥의 무게 중심
한쪽으로 치우치지 않도록 골고루 분산한다.

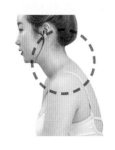

이렇게 앉으면 목이 아파요

등이 굽어진 상태로 앉아 있으면 머리만 앞으로 나오는 거북목이 된다. 이것이 오랜 시간 지속되면 목에 통증이 느껴진다. 등이 굽어지지 않도록 주의하고 뒷목을 길게 늘여 턱 아래 달걀 하나가 있다고 생각하며 턱을 당겨 앉도록 한다.

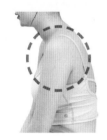

이렇게 앉으면 어깨가 아파요

등이 둥글게 말리면 어깨를 끌어내리는 근육에 힘이 들어가지 않는다. 그러면 어깨를 들어 올리는 근육이 대신 사용되는데 이는 어깨 통증의 원인이 된다. 등이 굽어지지 않도록 주의하며 앉아야 한다.

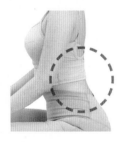

이렇게 앉으면 허리가 아파요

허리가 심하게 펴져 있으면 허리 근육에 부담이 된다. 갈비뼈가 골반보다 앞으로 튀어나가지 않도록 한다.

바르게 서기

짝다리를 짚는 습관은 몸을 틀어지게 한다. 양발에 힘을 골고루 분산하고 어깨의 높이를 수평하게 맞추며 정면을 보아 바르게 서야 한다. 무릎은 쫙 펴는 것보다 살짝 구부리는 것이 좋다.

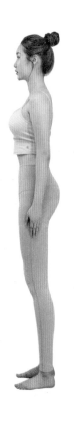 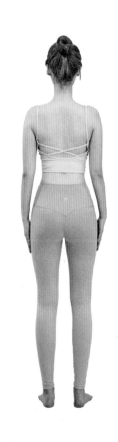

 머리와 목
뒷목을 길게 늘여서 턱 아래 달걀 하나가 들어가 있다고 생각하며 턱을 당긴다.

 어깨
쇄골을 넓게 펴고 어깨를 끌어내린다.

 몸통
앞이나 옆으로 빠지거나 돌아가지 않고, 치골, 앞골반, 몸통을 수직으로 곧게 세운다.

 골반
좌우가 수평한 상태에서 치골과 앞골반이 수직선상에 있다.

 무릎
5~10도 구부린다. 두 번째 발가락과 같은 방향에 둔다.

 발
엄지발가락을 나란히 두고, 골반 너비로 벌려 11자를 유지한다.

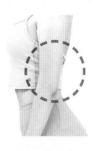

이렇게 서면 등이 아파요

갈비뼈가 앞으로 나가거나 들리면 등이 과하게 펴지고 등 근육이 많이 사용되어 등 통증이 생길 수 있다. 갈비뼈가 골반보다 앞으로 나가지 않도록 갈비뼈를 골반 바로 위에 세우면 통증을 예방할 수 있다.

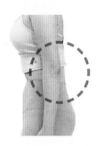

이렇게 서면 허리가 아파요

꼬리뼈가 바닥으로 말리면 허리 통증이 생길 수 있다. 꼬리뼈가 바닥으로 말리기 전까지만 엉덩이에 힘을 주면 통증을 예방할 수 있다.

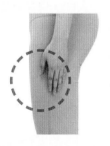

이렇게 서면 허벅지 앞쪽에 힘이 들어가요

종아리 근육이 짧으면 허벅지 앞쪽에 힘이 많이 들어갈 수 있다. 백니 또는 전방경사 체형일 확률이 높다. 무릎을 살짝 더 구부리고 엉덩이와 복부에 힘을 주며 발바닥 무게 중심을 뒤꿈치로 옮기면 바르게 설 수 있다.

바르게 걷기

체형이 바르지 않으면 걸을 때 허리, 골반, 무릎과 같이 특정 부위가 아프고 허벅지와
종아리에 힘이 많이 들어간다. 체형이 바르면 최소한의 힘으로 중력을 버틸 수 있다.
즉 체형이 틀어지면 들이지 않아도 될 힘을 써야 하기 때문에 몸이 쉽게 피로해진다.
바르게 걷는 습관을 들이면 불필요하게 빠져나가는 에너지를 막고 체형 교정의 효과
를 더욱 빠르게 볼 수 있다.

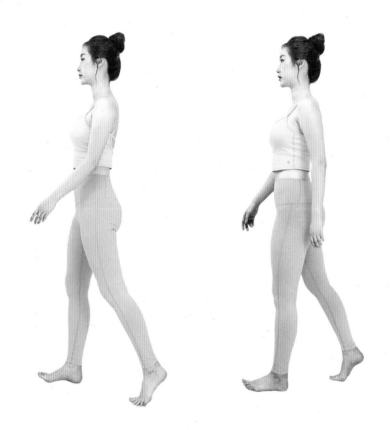

❶ 정면을 본 상태에서 앞으로 나갈 때 뒤에 있는 발 앞꿈치로 바닥을 밀어낸다. 동시
　에 반대쪽 발이 앞으로 향한 상태에서 뒤꿈치부터 땅에 디딘다.

❷ 뒤꿈치, 발바닥 바깥쪽, 발가락 다섯 개 순서로 땅에 디딘다.

❸ 한쪽 다리를 앞으로 뻗음과 동시에 반대쪽 팔을 앞으로 보내며 자연스럽게 흔들어
　공기의 저항을 최소화한다.

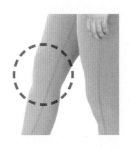

이렇게 걸으면 무릎이 아파요

뻗은 다리의 무릎을 자연스럽게 펴지 않고 축구 선수가 공을 차듯이 툭툭 차면서 걸으면 무릎 통증이 생긴다. 무릎을 자연스럽게 펴고 걷는 연습을 하는 것이 좋다.

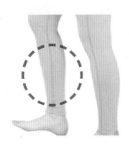

이렇게 걸으면 정강이가 뻐근해요

걸을 때는 뒷발이 바닥을 밀어내는 힘과 종아리 근육을 함께 써야 하는데, 발등을 먼저 들면 정강이 주변 근육이 긴장되어 뻐근한 통증이 생긴다. 뒤에 있는 발 앞꿈치로 바닥을 밀어내며 앞으로 나가면 통증을 예방할 수 있다.

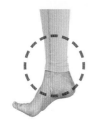

이렇게 걸으면 발목이 아파요

걸을 때 뒤꿈치가 땅에 먼저 닿지 않고 앞꿈치부터 닿으면 발의 균형이 맞지 않아 발목까지 아플 수 있다. 뒤꿈치가 먼저 닿은 뒤 발바닥 바깥쪽, 발가락의 순서로 땅에 닿게 걸어야 한다.

Chapter 02

병원 가지 않고
바른 자세를 만드는
A to Z

기본 중의 기본
호흡 운동

숨 쉬는 것은 인간이 살아가는 가장 기본적인 동작이자 최소한의 운동이라고 할 수 있다. 그런데 언제부터인가 잘못된 호흡인 얕고 짧은 호흡으로 우리 몸이 무너지고 있다. 얕고 짧은 호흡을 하는 사람은 코어 근육인 속근육이 약하다. 호흡 운동으로 코어 근육을 단련한 뒤 다른 운동을 해야 알맞은 근육을 사용할 수 있다.

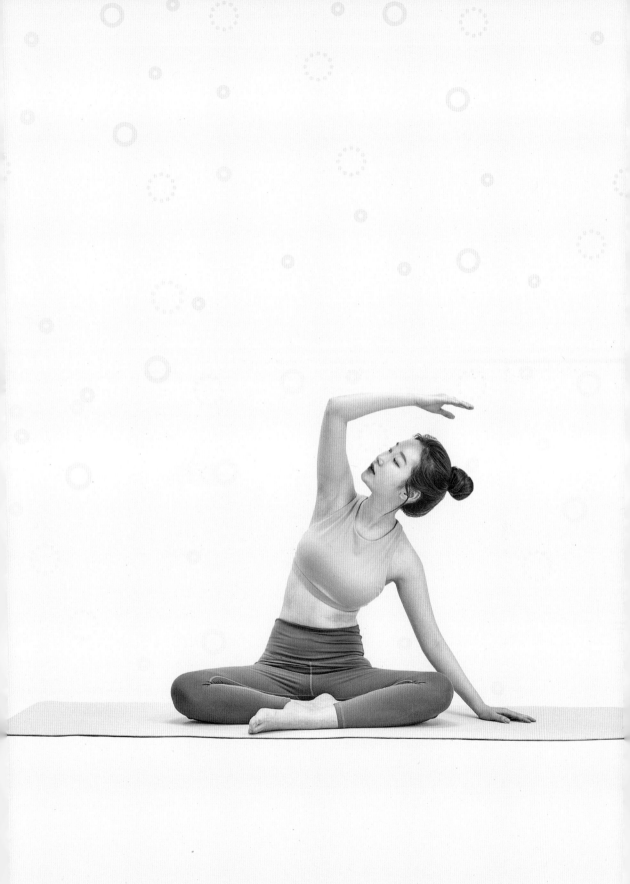

나의 호흡을 알아보자

호흡이 얕고 짧으며 어깨가 경직되어 있고, 팔과 손끝이 자주 저리며 갈비뼈 둘레가
넓은 사람들은 호흡 운동을 반드시 해야 한다. 또한 거북목이거나 라운드 숄더 체형
도 호흡 운동을 통해 복부의 힘을 길러야 한다.

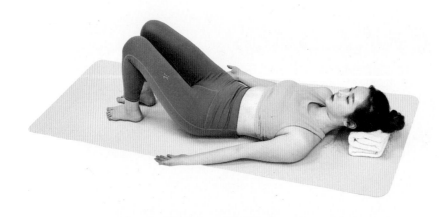

❶ 편안하게 누워서 배와 갈비뼈에 손을 올린다.

❷ 코로 마시고 입으로 내쉬며 편하게 호흡한다. 숨을 마실 때 배가 먼저 나오는
  지 갈비뼈가 먼저 나오는지 느껴본다.

나의 호흡을 확인하자

속근육을 강화하는 호흡 운동을 해보자. 1단계는 배를 사용하는 복식 호흡이고 2단계는 배를 납작하게 유지하며 갈비뼈로 하는 흉식 호흡이다. 호흡할 때 복부의 힘이 풀린다면 복식 호흡으로 복부의 힘부터 기른다.

결과 확인하기

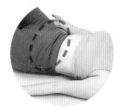

올바른 호흡법

배가 먼저 나온다.

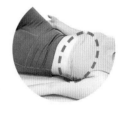

올바르지 않은 호흡법

갈비뼈가 먼저 나온다.

1단계 | 배로 호흡하기

복근 운동을 할 때 복부에 힘이 들어가지 않는다면 1단계 호흡 운동을 먼저 하는 것이 좋다. 배로 호흡하는 운동을 할 때 빠르거나 세게 숨을 마시면 어깨가 긴장할 수 있다. 배보다 갈비뼈가 먼저 커진다면 배 위에 무게가 약간 있는 물건을 올려놓고 해보자. 들어 올리고 끌어내리는 느낌으로 연습하면 효과가 좋다.

운동 횟수 | 15회 **운동 시간** | 1분 **운동 세트** | 3세트 **준비물** | 수건

☑ 주의하기

숨을 너무 많이 마시고 내쉬면 어지럽거나 메스꺼울 수 있으므로 주의한다.

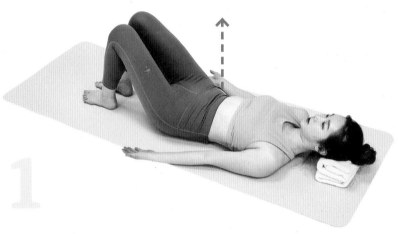

수건을 베고 바르게 누워서 무릎을 세운다. 천천히 코로 숨을 마시며 가슴보다 배가 먼저 나오도록 풍선처럼 배를 부풀리고, 입으로 가늘고 길게 내쉬며 배를 납작하게 넣는다.

2단계 | 갈비뼈로 호흡하기

잘못된 호흡을 하면 갈비뼈의 둘레가 커지고 어깨가 긴장된다. 횡격막이라는 호흡 근육이 강화되어 목과 어깨의 긴장을 낮춰준다. 벌어져 있는 갈비뼈의 둘레가 작아지는 효과가 있다. 배를 납작하게 유지하는 힘이 약하다면 1단계인 배로 호흡하는 운동을 먼저 하는 것이 좋다.

운동 횟수 | 15회 **운동 시간** | 1분 **운동 세트** | 3세트

⚠ TIP

숨을 마실 때 목이 길어진다는 느낌으로 어깨를 끌어내린다.

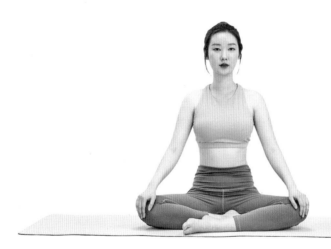

양 손을 갈비뼈에 올리거나 무릎에 두고 배를 납작하게 유지한다. 코로 숨을 마시며 갈비뼈를 크게 부풀리고, 입으로 내쉬며 갈비뼈를 조인다.

충분한
스트레칭이
먼저다

같은 운동을 해도 순서를 어떻게 하느냐에 따라 몸의 선이 달라진다. 체형 교정 효과를 빠르게 보고 싶다면 짧은 근육을 먼저 늘여야 한다. 만성통증이 이미 진행됐다면 마사지를 추가하고, 통증이 별로 없다면 유독 당기는 부위를 스트레칭 해준다. 그래서 운동 전에는 마사지와 스트레칭을 먼저 하여 근육을 풀어주면 좋다. 스트레칭을 했을 때 유독 당기거나 잘 움직이지 않는 부위가 있을 수 있다. 짧은 근육이 있는 곳이다. 양쪽 중 더 당기는 부위에 집중해보자.

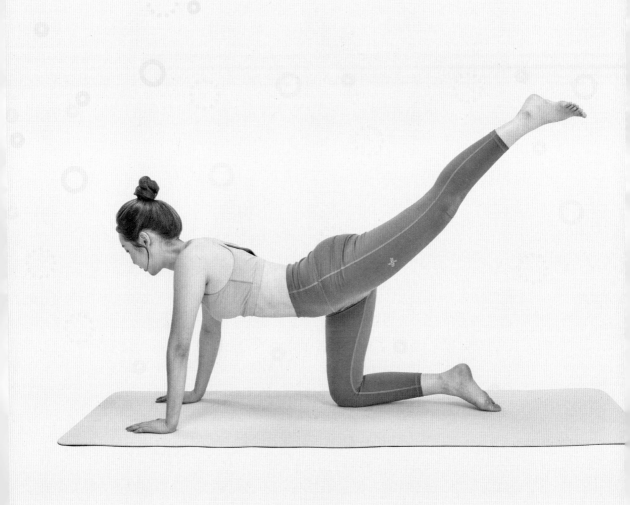

등 마사지

요즘 들어 등 통증을 호소하는 사람들이 많아졌다. 등을 한 방향으로만 움직이는 것을 반복하면서 등 근육이 손상되어 통증이 느껴지는 것이다. 이 마사지는 폼롤러로 긴장되어 있는 등을 풀어주고 굳은 척추를 유연하게 한다. 등 통증 완화는 물론 척추를 교정하는 데에도 도움이 된다.

운동 시간 | 1분 **운동 세트** | 3세트 **준비물** | 폼롤러

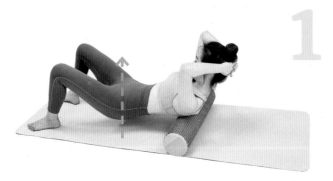

(!) **TIP**
폼롤러가 허리까지 내려오지 않도록 주의한다.

등 중간에 폼롤러를 대고 누워 양손으로 뒤통수를 받치고 무릎은 세운 뒤 엉덩이를 들어 올린다.

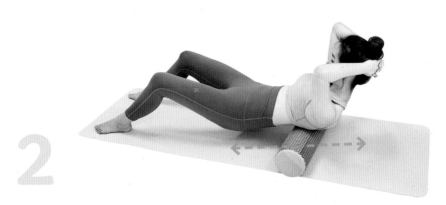

폼롤러를 굴려가며 등 전체를 마사지한다.

겨드랑이 마사지

특정 부위에 살이 찐다면 근육의 길이와 힘의 균형이 깨진 것이다. 겨드랑이 옆 부유방이 잘 찌는 사람은 가슴 근육인 소흉근이 짧아지고 긴장된 상태이다. 이 마사지는 부유방을 지그시 누르며 긴장을 풀어주어 순환이 잘 될 수 있도록 한다. 굽은 등과 라운드숄더 교정에도 효과적이다.

운동 시간 | 좌우 1분씩 **운동 세트** | 1세트 **준비물** | 폼롤러

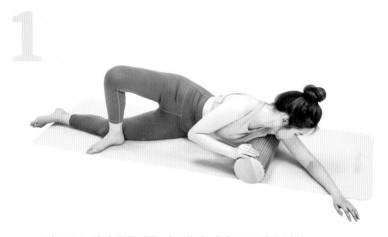

옆으로 누워서 폼롤러를 겨드랑이 밑에 두고 팔은 바닥으로 편하게 내려 통증이 느껴지는 지점들을 1분 동안 누른다.

날개뼈 마사지

날개뼈 주변에 있는 근육이 짧고 긴장된 상태이면 팔을 머리 위로 들었을 때 날개뼈 주변에 통증이 느껴진다. 이때 팔을 억지로 들려고 하면 갈비뼈가 앞으로 튀어나가게 되어 허리가 과하게 펴지면서 어깨도 함께 올라가 어깨와 허리 통증이 생긴다. 이 마사지는 날개뼈 아랫부분을 지그시 누르며 긴장을 풀어준다.

운동 시간 | 좌우 1분씩   **운동 세트** | 1세트   **준비물** | 폼롤러

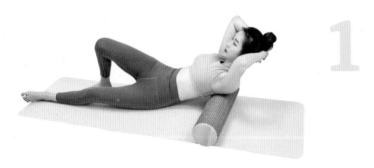

폼롤러를 겨드랑이 옆쪽 등 밑에 대고 누워 손으로 머리를 받친다.

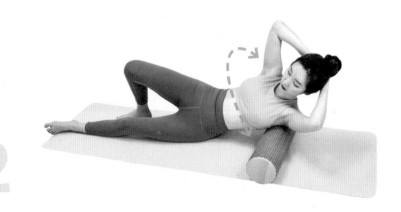

뒤통수가 시원해지는 마사지

뒤통수 아래쪽 근육이 손상되면 두통이 잦아지고 뒤통수에 뻐근한 느낌이 든다. 이 근육은 얼굴이 앞으로 나오거나 하늘을 향할수록 강하게 수축되어 짧아진다. 이 마사지는 짧아져 있는 뒤통수 아래쪽 근육을 푸는 효과가 있다.

운동 시간 | 30초   **운동 세트** | 3세트   **준비물** | 폼롤러

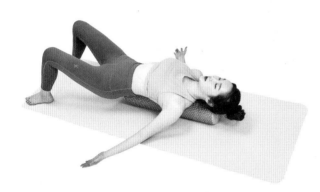

1

뒤통수 아랫부분부터 척추를 따라 폼롤러를 대고 눕는다. 양 발은 바닥에 대고 무릎은 세운다.

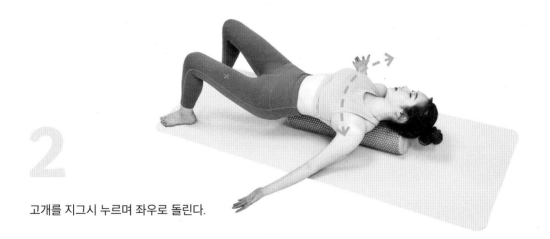

2

고개를 지그시 누르며 좌우로 돌린다.

소흉근 마사지

오랫동안 컴퓨터나 스마트폰을 하다보면 겨드랑이와 가슴 사이에 만져지는 근육인 소흉근이 짧아지고 팔이 안으로 돌아가 어깨가 말리며 가슴은 바닥을 향하게 된다. 이 마사지는 소흉근을 이완하기 때문에 라운드 숄더 교정은 물론 겨드랑이 옆의 부유방 고민을 해결할 수 있다.

운동 시간 | 한 부위 당 30초씩   **운동 세트** | 1세트

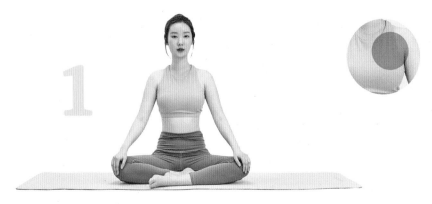

✅ **소흉근**
겨드랑이와 가슴 사이
에 만져지는 근육

양쪽 엉덩이의 무게 중심을 1:1로 두고 똑바로 앉는다. 가슴은 펴고 어깨는 계속 아래로 끌어내린다.

⚠️ **TIP**
가슴 쪽부터 3등분하여
꼬집어 마사지한다.

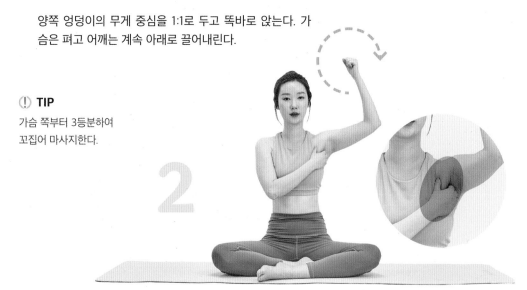

한쪽 팔을 90도로 들어 가슴과 가까운 부분을 꼬집는다. 꼬집은 상태에서 팔을 바깥으로 5회, 안으로 5회 돌린다.

흉쇄유돌근 마사지

귓불과 쇄골을 따라 위치한 흉쇄유돌근이 손상되면 두통과 멀미가 잦아지고 얼굴이 앞으로 나온 거북목 체형이 된다. 이 마사지를 꾸준히 하면 거북목 교정은 물론 두통과 멀미가 잦은 사람에게 효과적이다.

운동 시간 | 좌우 30초씩   **운동 세트** | 1세트

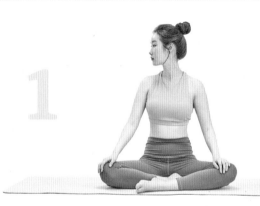

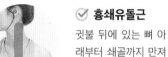

✅ **흉쇄유돌근**
귓불 뒤에 있는 뼈 아래부터 쇄골까지 만져지는 근육

양쪽 엉덩이의 무게 중심을 1:1로 두고 똑바로 앉는다. 가슴은 펴고 어깨는 계속 아래로 끌어내리며 고개만 옆으로 돌린다.

⚠ **TIP**
손톱이 길다면 수건을 대고 해도 좋다.

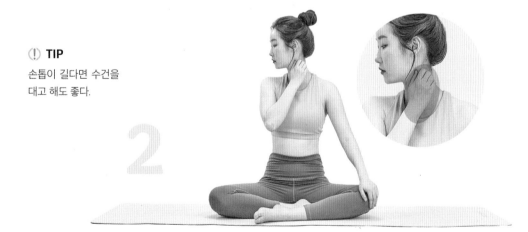

흉쇄유돌근을 살짝 팅기듯이 꼬집어 마사지한다.

견갑거근과 상부승모근 마사지

뒷짐 진 것처럼 어깨가 위로 올라오고 말렸다면 어깨 뒤쪽의 견갑거근이 짧아진 것이다. 또한 어깨가 위로 으쓱 올라와 있고 양쪽 쇄골이 심하게 브이 모양을 하고 있다면 어깨 윗부분의 상부승모근이 짧아진 것이다. 견갑거근과 상부승모근을 마사지하면 두통과 어깨 결림을 해결할 수 있다.

운동 시간 | 한 부위 당 30초씩   **운동 세트** | 1세트

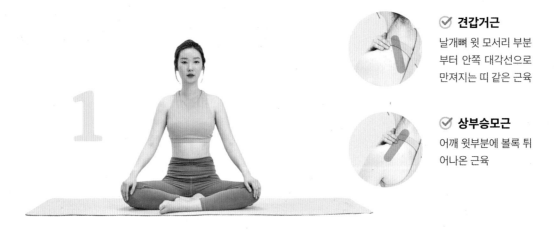

✅ **견갑거근**
날개뼈 윗 모서리 부분부터 안쪽 대각선으로 만져지는 띠 같은 근육

✅ **상부승모근**
어깨 윗부분에 볼록 튀어나온 근육

양쪽 엉덩이의 무게 중심을 1:1로 두고 똑바로 앉는다. 가슴은 펴고 어깨는 계속 아래로 끌어내린다.

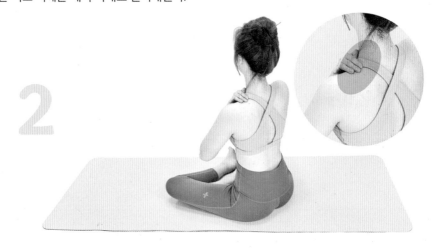

한 손은 어깨 위에 두고 반대 손으로 손목과 팔꿈치 사이를 잡는다. 쇄골을 넓게 펴고 어깨는 끌어내리며 견갑거근과 상부승모근을 손끝으로 지그시 누른다.

사각근 마사지

일상생활 속에서 무던히 또는 숨이 가쁠 때 쇄골 부분의 뻐근한 통증을 느낀 적이 있을
것이다. 쇄골 부근의 사각근이 수축되면 어깨가 긴장되고 손끝이 저리며 차가워진다.
이때 꾸준한 사각근 마사지를 통해 이런 증상을 완화할 수 있다.

운동 시간 | 좌우 30초씩 **운동 세트** | 1세트

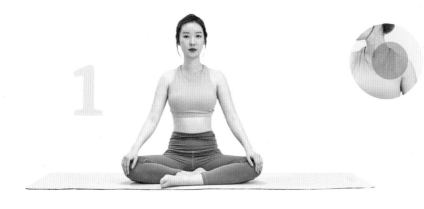

✅ **사각근**

흉쇄유돌근의 바로 뒤
에 위치하고, 쇄골과 맨
위쪽 갈비뼈에 붙어있
는 근육

양쪽 엉덩이의 무게 중심을 1:1로 두고 똑바로 앉는다. 가
슴은 펴고 어깨는 계속 아래로 끌어내린다.

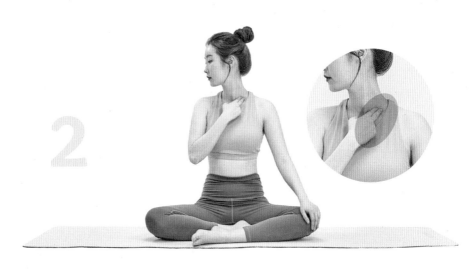

쇄골부터 귓불 뒷부분까지 만져지는 근육을 따라 손끝으
로 5초씩 눌러 마사지한다.

둥글게 마는 스트레칭

허리 근육이 짧아지면 복부와 엉덩이 근육 힘이 약해지고 허리가 심하게 꺾인다. 복부와 엉덩이 근육 힘이 약해지면 허리 근육이 그 역할까지 해야 하는데, 허리 근육이 손상되면 허리 통증이 생길 수 있다. 이 스트레칭은 척추를 둥글게 말아서 짧아진 허리 근육을 늘린다.

운동 시간 | 30초 **운동 세트** | 3세트 **준비물** | 수건

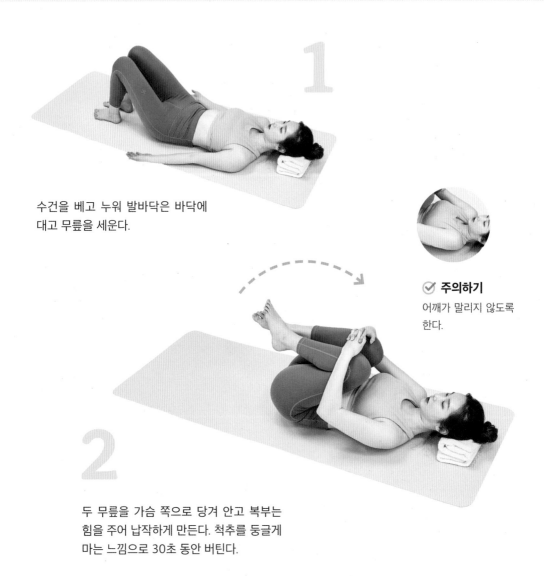

수건을 베고 누워 발바닥은 바닥에
대고 무릎을 세운다.

✔ 주의하기
어깨가 말리지 않도록
한다.

두 무릎을 가슴 쪽으로 당겨 안고 복부는
힘을 주어 납작하게 만든다. 척추를 둥글게
마는 느낌으로 30초 동안 버틴다.

엉덩이 스트레칭

엉덩이 근육이 짧으면 허리와 꼬리뼈가 둥글게 말리고 상체를 숙였을 때 허리가 아프다. 짧은 엉덩이 근육이 허리 인대를 아래로 끌어당기는 것이다. 이 스트레칭은 고관절 유연성을 키우고 허리 통증을 완화하는 효과가 있다.

운동 시간 | 좌우 30초씩   **운동 세트** | 1세트

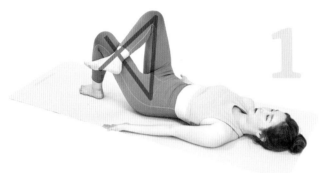

① TIP
골반을 깊숙히 접을수록 엉덩이 근육이 늘어난다.

위를 보고 누워 한쪽 허벅지에 반대쪽 다리를 걸쳐 숫자 4처럼 만든다.

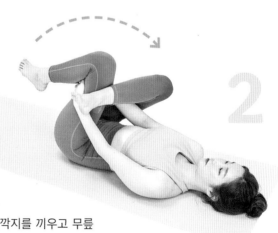

세운 다리의 허벅지 뒤에 손깍지를 끼우고 무릎을 가슴 쪽으로 당긴다. 어깨에 힘을 빼고 팔꿈치를 더 접는다. 복부는 힘을 주어 납작하게 유지하고 골반을 깊숙이 접어 엉덩이 근육을 길게 스트레칭 한다.

엉덩이 바깥쪽 스트레칭

평소 허리 통증이나 허벅지 뒤쪽이 저린 사람은 엉덩이뼈를 지나가는 근육인 이상근이 짧은 경우가 많다. 이 근육이 손상되면 허리 통증이 생기고 허벅지 뒤쪽이 저리기 때문에 허리 디스크와 헷갈리기도 한다. 이 스트레칭은 긴장된 이상근과 허리를 늘려 오랜 시간 앉아 있어 허리가 아픈 사람에게 좋다.

운동 시간 | 좌우 30초씩   **운동 세트** | 3세트   **준비물** | 수건

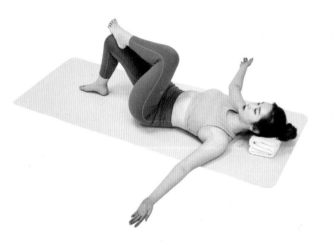

1

수건을 베고 누워 팔은 편안하게 벌리고 한쪽 발바닥을 반대쪽 허벅지 위에 올린다. 허리는 곧게 편다.

ⓘ TIP
목과 어깨가 긴장하지 않도록 팔을 편안한 위치에 둔다.

2

상체는 그대로 고정하고 골반과 다리를 바닥으로 내린다. 머리는 반대편으로 돌린다.

평소 통증이 있는 부위는 그 부위에 있는 근육이 과하게 쓰여서 손상된 것이다. 마사지를 1주일간 꾸준히 해보자. 이미 만성통증이 진행된 경우라면 스트레칭 전에 마사지를 꼭 해보길 권장한다.

날짜	1주차 루틴

Y존 스트레칭

허리와 무릎을 심하게 펴는 습관이 있는 사람은 고관절 근육이 짧아져 엉덩이가 뒤로 빠지면서 허리가 꺾인다. 또한 허벅지 앞쪽 근육과 무릎에 많은 힘이 들어간다. 이 스트레칭은 짧아진 고관절 근육을 늘려 허리와 무릎이 심하게 펴진 체형의 허리와 무릎 통증을 완화시킨다.

운동 시간 | 좌우 30초씩   **운동 세트** | 1세트   **준비물** | 폼롤러

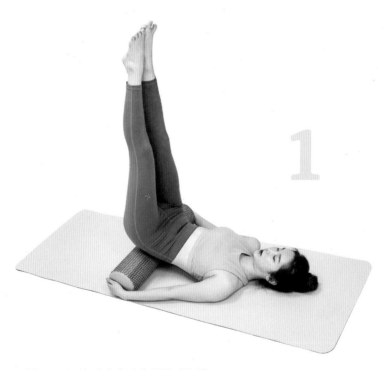

위를 보고 누워 엉덩이 밑에 폼롤러를 깔고
양쪽 다리를 수직으로 올린다.

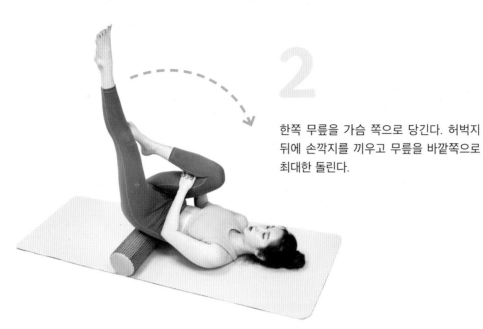

한쪽 무릎을 가슴 쪽으로 당긴다. 허벅지
뒤에 손깍지를 끼우고 무릎을 바깥쪽으로
최대한 돌린다.

⚠️ **TIP**

엉덩이에 조이는 힘을 줄수
록 Y존이 더욱 늘어나 스트
레칭 효과가 커진다.

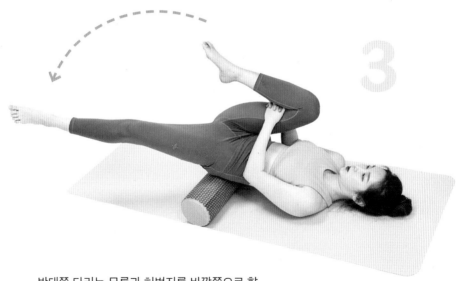

반대쪽 다리는 무릎과 허벅지를 바깥쪽으로 향
하게 하여 길게 뻗어 내리고 엉덩이에 조이는
힘을 유지한다.

다리 움직임이 부드러워지는 스트레칭

허벅지뼈가 틀어져 있으면 골반에서 뚝뚝 소리가 나거나 통증이 생긴다. 다리를 꼬거나
짝다리를 짚는 습관은 허벅지뼈 윗부분을 바깥쪽으로 틀어지게 한다. 이 스트레칭은 다
리를 벌리고 회전하는 움직임으로 뻣뻣해진 고관절을 유연하게 만들고 틀어진 허벅지
뼈 정렬을 교정한다.

운동 횟수 | 한 방향으로 5회씩 **운동 세트** | 1세트 **준비물** | 폼롤러(담요나 베개로 대체 가능)

⚠ TIP

허리를 둥글게 말듯이 바닥
으로 꾹 누르고, 엉덩이에 조
이는 힘을 줄수록 Y존이 늘
어난다.

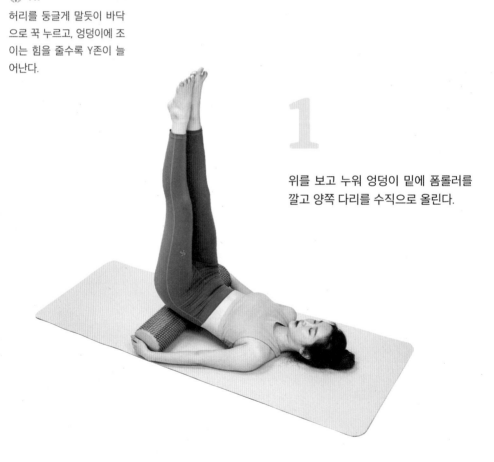

1

위를 보고 누워 엉덩이 밑에 폼롤러를
깔고 양쪽 다리를 수직으로 올린다.

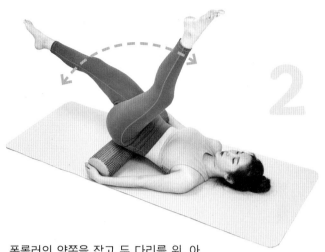

폼롤러의 양쪽을 잡고 두 다리를 위, 아
래로 최대한 벌린다.

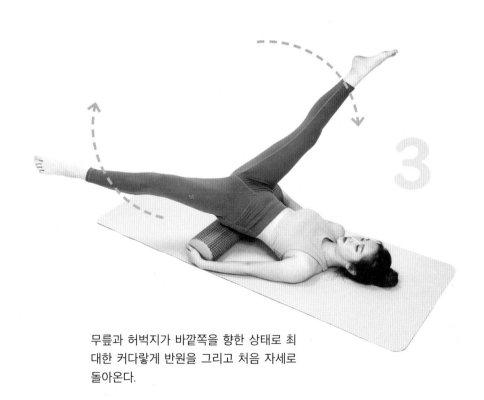

무릎과 허벅지가 바깥쪽을 향한 상태로 최
대한 커다랗게 반원을 그리고 처음 자세로
돌아온다.

종아리 스트레칭

종아리 근육이 짧아지면 하이힐을 신은 것처럼 발등이 정강이와 멀어지고 종아리가 두 꺼워진다. 이 스트레칭의 핵심은 종아리에 힘을 주고 버텨 발목 유연성을 늘리고 안정 성까지 강화하는 것이다. 평소 하체 부종이 심하거나 종아리가 유독 두꺼운 체형에게 효과적이다.

운동 시간 | 좌우 30초씩　**운동 세트** | 3세트　**준비물** | 수건이나 라텍스 밴드

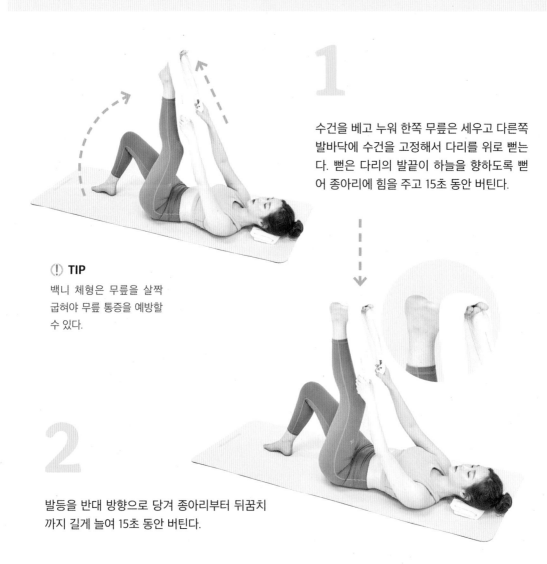

1

수건을 베고 누워 한쪽 무릎은 세우고 다른쪽 발바닥에 수건을 고정해서 다리를 위로 뻗는 다. 뻗은 다리의 발끝이 하늘을 향하도록 뻗 어 종아리에 힘을 주고 15초 동안 버틴다.

(!) TIP
백니 체형은 무릎을 살짝 굽혀야 무릎 통증을 예방할 수 있다.

2

발등을 반대 방향으로 당겨 종아리부터 뒤꿈치 까지 길게 늘여 15초 동안 버틴다.

복근 스트레칭

사무실이나 학교에 오래 앉아 있다 보면 자연스레 몸의 움직임이 줄어든다. 움직임이 줄어들고 구부정한 자세를 오래 유지하면 복부 근육이 짧아져서 굽은 등 체형으로 변하게 된다. 이 스트레칭은 짧아진 복부 근육을 늘려 균형을 맞춰준다.

운동 시간 | 30초 **운동 세트** | 1세트 **준비물** | 폼롤러

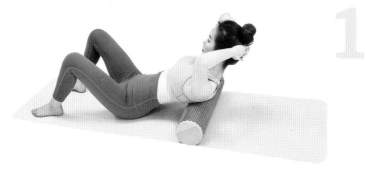

1

폼롤러를 등의 중간 부분에 대고 누워 양손으로 뒤통수를 받친다. 발은 바닥에 두고 무릎은 세운다.

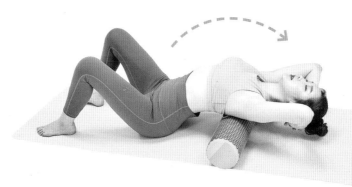

2

양손으로 뒤통수를 받친 상태에서 머리를 바닥에 내려놓는다. 복부에 힘을 주어 납작하게 유지하고 30초 동안 버틴다.

가슴 활짝 여는 스트레칭

걷거나 뛸 때 허리에 통증을 느끼는 사람은 몸통을 돌리는 것도 힘들어하는 경우가 많다. 몸통을 돌리는 움직임이 잘 되지 않으면 복부와 엉덩이 근육이 힘을 쓸 기회가 없어지고 허리 근육만 사용되어 허리 통증을 유발한다. 이 스트레칭은 몸통이 회전하는 움직임을 키우고 짧아지기 쉬운 가슴 근육을 늘리고 허리 통증을 완화한다.

운동 시간 | 좌우 30초씩 **운동 세트** | 3세트 **준비물** | 폼롤러

1

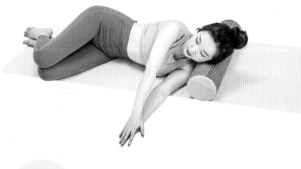

폼롤러를 베고 옆으로 누워 무릎과 손바닥을 포갠다. 정수리부터 꼬리뼈가 일자가 되도록 한다.

⚠ TIP
팔이 아래로 처지지 않게 만세하여 가슴 근육을 늘린다.

☑ 주의하기
골반이 뒤로 넘어가지 않도록 주의한다.

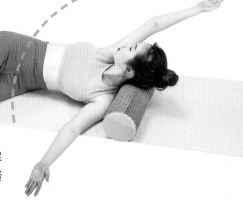

2

위쪽에 있는 팔을 만세한다는 느낌으로 뒤로 회전한다. 머리는 목과 어깨가 긴장되지 않을 정도로만 돌린다.

스트레칭을 했을 때 유독 당기는 부위가 있다면 그 부위가 내 몸의 짧은 근육이다. 그 부위를 집중해서 스트레칭 해보자. 양쪽 중 유독 한쪽이 더 당긴다면 그 부위를 1세트에서 2세트로 추가해보자.

날짜	2주차 루틴

팔 스트레칭

자세가 바르지 않거나 가방을 한쪽으로 매는 잘못된 생활습관으로 팔 위쪽 뼈가 틀어져 있으면 어깨에서 뚝뚝 소리가 나고 심한 경우 통증이 느껴진다. 이 스트레칭은 한 방향으로만 움직여서 뻣뻣해진 팔을 유연하게 하고 팔 위쪽 뼈를 교정하는 데 도움이 된다.

운동 횟수 | 바깥으로 5번, 안으로 5번   **운동 세트** | 1세트   **준비물** | 폼롤러

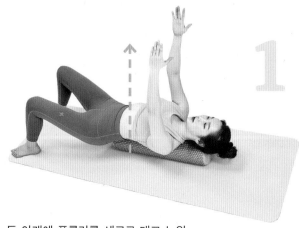

등 아래에 폼롤러를 세로로 대고 누워
팔을 위로 나란히 뻗는다.

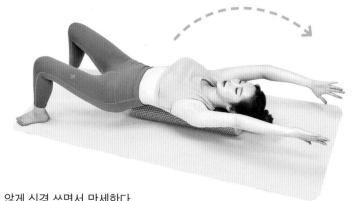

어깨가 올라가지 않게 신경 쓰면서 만세한다.

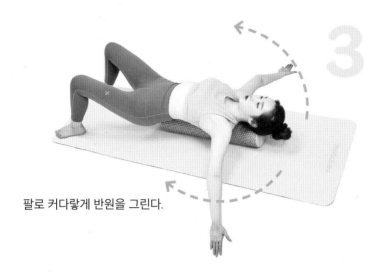

3

팔로 커다랗게 반원을 그린다.

(!) TIP
무릎을 안으로 오므리
지 않도록 주의한다.

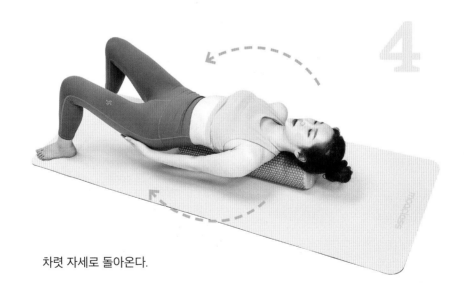

4

차렷 자세로 돌아온다.

상부승모근 스트레칭

어깨가 위로 올라간 체형은 상부승모근이 짧아 두통과 안구 통증이 생길 수 있다. 이 스트레칭은 짧아진 상부승모근을 늘이기 때문에 평소 어깨에 긴장을 많이 하고 있는 체형에게 좋다.

운동 시간 | 좌우 30초씩   **운동 세트** | 1세트

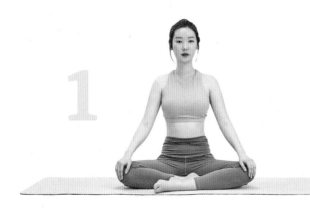

양쪽 엉덩이의 무게 중심을 1:1로 두고 똑바로 앉는다. 가슴은 펴고 어깨는 계속 아래로 끌어내린다.

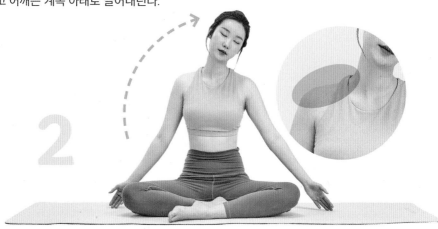

양 손은 펴서 손끝만 바닥에 닿도록 하고 머리를 옆으로 기울여 어깨 위쪽을 길게 늘인다.

견갑거근 스트레칭

이 스트레칭은 머리를 대각선으로 내려 짧아진 견갑거근을 늘인다. 양쪽 중 짧은 쪽으로 기울였을 때 머리가 더 넘어가고 어깨가 앞으로 말린다. 날개뼈 안쪽 통증을 완화할수 있다.

운동 시간 | 좌우 30초씩 **운동 세트** | 1세트

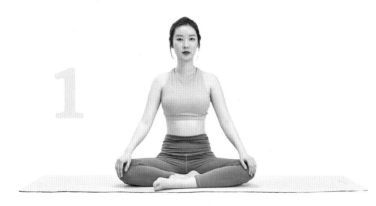

양쪽 엉덩이의 무게 중심을 1:1로 두고 똑바로 앉는다. 가슴은 펴고 어깨는 계속 아래로 끌어내린다.

⚠ TIP

얼굴을 반대 방향으로
확실히 돌려서 내린다.

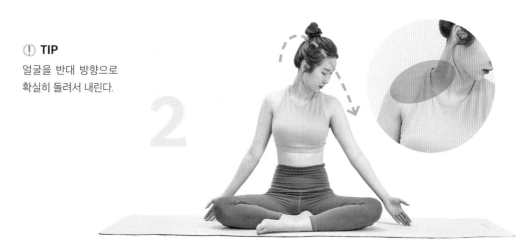

양 손은 펴서 손끝만 바닥에 닿도록 하고 머리를 대각선
아래로 내려 어깨 뒤쪽을 길게 늘인다.

사각근과 흉쇄유돌근 스트레칭

머리를 옆으로 기울이는 동시에 얼굴이 천장을 향하도록 턱을 치켜드는 이 스트레칭은
평소 어깨에 긴장을 많이 하고 있거나 얼굴이 앞으로 나온 사람에게 좋다.

운동 시간 | 좌우 30초씩   **운동 세트** | 1세트

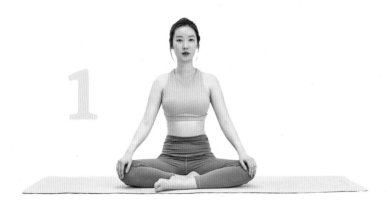

양쪽 엉덩이의 무게 중심을 1:1로 두고 똑바로 앉는다. 가
슴은 펴고 어깨는 계속 아래로 끌어내린다.

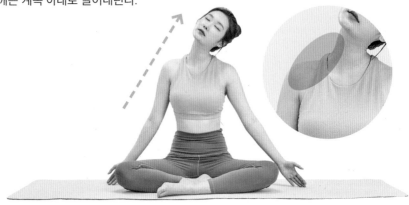

양 손은 펴서 손끝만 바닥에 닿도록 하고 턱을 대각선 위
로 들어 올려 목 옆쪽을 길게 늘인다.

판상근 스트레칭

목 뒤쪽에 있는 근육인 판상근이 짧으면 뒷목에 뻐근함이 느껴진다. 이 스트레칭은 뒷목을 길게 늘리고 뒤로 미는 움직임을 통해 거북목을 교정하는 데에 효과적이다.

운동 시간 | 30초 **운동 세트** | 1세트

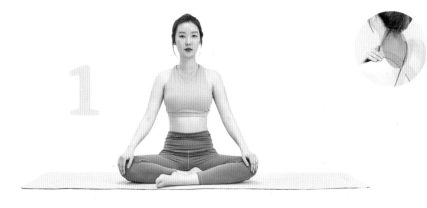

✅ **판상근**

뒷목에 위치해 얼굴을 위로 들 때와 같이 뒷목이 짧아질 때 사용되는 근육

양쪽 엉덩이의 무게 중심을 1:1로 두고 똑바로 앉는다. 가슴은 펴고 어깨는 계속 아래로 끌어내린다.

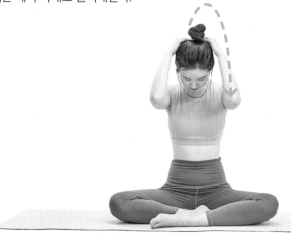

뒷통수에 손깍지를 걸고 머리를 눌러 뒷목을 길게 늘인다.

깊은목굽힘근 스트레칭

목 앞쪽에 있어 턱을 아래로 당길 때 사용되는 근육인 깊은목굽힘근이 짧으면 일자목 체형이 된다. 이 스트레칭은 짧아진 턱 아래 근육을 늘려 바닥을 보며 걷는 일자 목을 교정하는 효과가 있다.

운동 시간 | 30초   **운동 세트** | 1세트

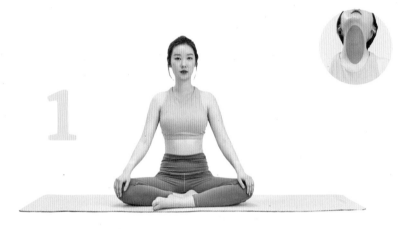

✅ 깊은목굽힘근
턱 아래에 위치해 턱을 아래로 내릴 때 사용되는 근육

양쪽 엉덩이의 무게 중심을 1:1로 두고 똑바로 앉는다. 가슴은 펴고 어깨는 계속 아래로 끌어내린다.

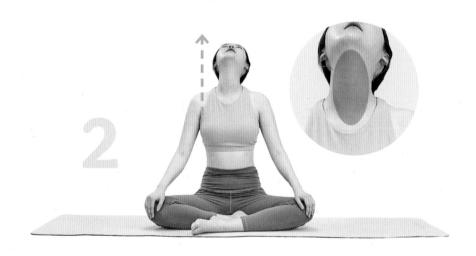

고개를 위로 들어 올려 턱 아래를 늘인다.

모든 체형이 꼭 해야 하는 2주 스트레칭

스트레칭을 생략하고 운동을 하면 짧아져 있는 근육이 체형 교정을 방해한다. 몸이 많이 뻣뻣한 경우 본격적으로 운동을 시작하기 전에 2주 동안 이 스트레칭만 해보자. 부상을 예방할 뿐만 아니라 체형 교정 효과를 더욱 빨리 볼 수 있다.

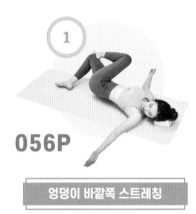

056P

엉덩이 바깥쪽 스트레칭

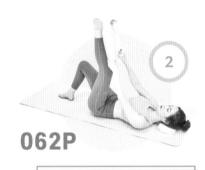

062P

종아리 스트레칭

058P

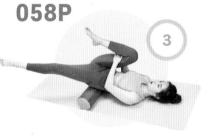

Y존 스트레칭

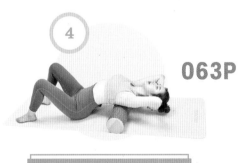

063P

복근 스트레칭

서있는 직업 추천 스트레칭

오래 서있거나 많이 걷는 환경에서 일을 하면 다리를 움직이는 고관절 근육이 짧아진다. Y존 스트레칭으로 고관절 근육을 늘리고 종아리 스트레칭으로 하체 부종과 종아리 피로감을 해결하자. 발등 당기는 운동으로 발목의 균형을 잡아 마무리하는 것이 좋다.

058P 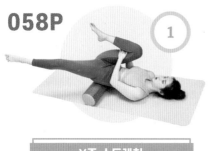 ①

Y존 스트레칭

062P 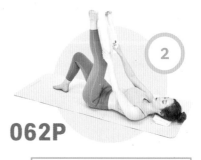 ②

종아리 스트레칭

166P 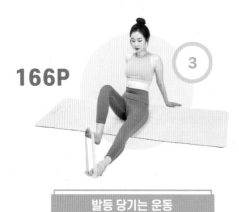 ③

발등 당기는 운동

앉아있는 직업 추천 스트레칭

사무직 종사자와 같이 오래 앉아있는 환경에서 일을 하는 사람은 하체는 물론 상체의 움직임도 적다. 가슴 활짝 여는 스트레칭으로 가슴 근육을 늘리고 엉덩이 바깥쪽 스트레칭으로 허리와 엉덩이 근육을 풀어준 뒤 Y존 스트레칭으로 고관절 근육까지 늘려보자.

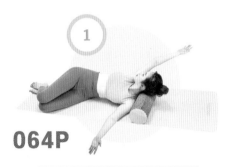

① 064P

가슴 활짝 여는 스트레칭

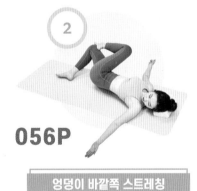

② 056P

엉덩이 바깥쪽 스트레칭

③ 058P

Y존 스트레칭

나의 척추는 완만한 S커브인가

척추는 우리 몸에서 굉장히 중요한 부위이다. 척추가 바로 서야 몸의 균형과 밸런스가 맞춰지며 통증에서 해방될 수 있다. 뿐만 아니라 모든 운동을 시작하기에 앞서 척추의 교정이 먼저 되어 있어야 다른 부위도 그 효과가 제대로 나타난다.

옆에서 봤을 때 얼굴, 등, 골반, 무릎이 앞이나 또는 뒤로 빠지지 않고 수직으로 바르게 세워져 있는지를 통해 척추의 상태를 확인할 것이다. 그런 다음 척추가 완만한 S커브인지를 알아보고 골반 경사도의 정렬과 갈비뼈의 정렬까지 알아보고자 한다.

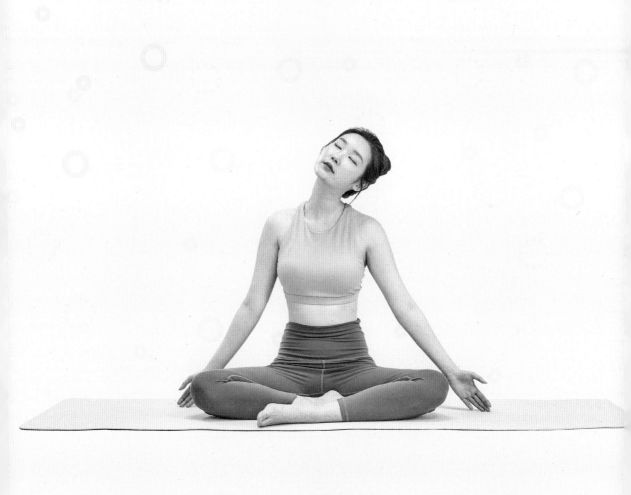

나의 척추 정렬을 알아보자

폼롤러나 집에 있는 마대자루를 등에 대고 끈이나 라텍스 밴드를 이용해 밑가슴 아래에 묶는다. 핸드폰 카메라에 격자 표시를 설정한 뒤 전신 옆모습을 찍는다.

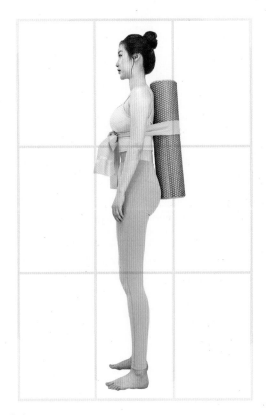

나의 체형분석 결과

부위	상태	결과
얼굴		
등		
골반		
무릎		

옆모습이 수직선상에 머물러 있는가

'수직선상'을 확인하는 이유는 척추가 '앞이나 뒤로 빠져 있는지' 확인하기 위해서이
다. 수직선상은 얼굴, 등, 골반, 무릎을 선으로 이었을 때 나타나는 기준선을 말하며,
대부분 이 선을 기준으로 등보다 엉덩이가 좀 더 뒤로 나와 있다. 등에 있는 폼롤러나
막대기의 아랫부분이 10~20도 정도 뒤로 기운다면 정상이다.

결과 확인하기

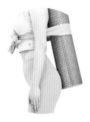

골반이 뒤로 이동
폼롤러의 아랫부분이
과하게 뒤에 있다.

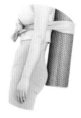

골반이 앞으로 이동
폼롤러의 아랫부분이
과하게 앞으로 나와 있다.

척추가 완만한 S커브인가

폼롤러와 등 사이에 손바닥 반 마디 정도의 공간이 있다면 완만한 S커브 즉, 정상 정렬로 볼 수 있다. 그 이상의 공간이 있다면 척추가 과하게 펴진 것이고, 없다면 척추가 일자이거나 둥글게 말린 것이다.

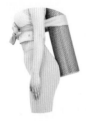

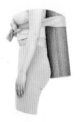

과하게 펴진 척추

폼롤러와 등 사이에 손바닥
반 마디 이상의 공간이 있다.

일자이거나 둥글게 말린 척추

폼롤러와 등 사이에
공간이 거의 없다.

나의 체형분석 결과

부위	상 태	결 과
머리		
목		
등		
허리		
꼬리뼈		

척추에 따른 부위별 정렬

목의 정렬

옆에서 봤을 때 얼굴이 앞으로 나와 있다면
❶일자 목 체형이다. 얼굴이 하늘을 향해 있
다면 ❷목이 과하게 꺾인 것이며, ❸얼굴이
바닥을 향한다면 둥글게 말린 체형이다.

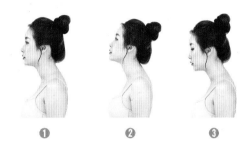

❶ ❷ ❸

등의 정렬

폼롤러와 등 아랫부분이 닿는다면 완만한
굴곡 상태이기에 ❶정상 체형이고, 떨어져
있다면 ❷척추가 너무 펴진 체형이다.

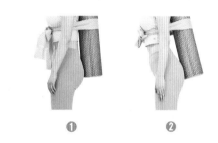

❶ ❷

허리와 꼬리뼈의 정렬

꼬리뼈는 허리의 정렬을 따른다. 자신의 중
지 손가락이 폼롤러와 허리 사이에 끝까지
들어간다면 완만한 아치 상태로 ❶정상 체
형이다. 만약 중지 손가락이 들어갈 때 공간
이 넉넉하다면 ❷허리와 꼬리뼈가 심하게
펴진 상태이고, ❸공간이 없어서 들어가기
힘들면 허리가 둥글게 말려 꼬리뼈도 굴곡
지거나 일자인 상태이다.

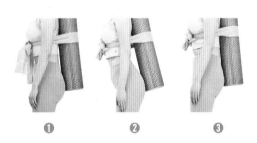

❶ ❷ ❸

골반 경사도의 정렬

골반 경사도는 거울로 옆모습을 보면서 폼롤러와 허리 사이의 공간으로 확인할 수 있다. 치골과 골반 앞쪽이 수직선상에 있으면 정상 정렬이고 폼롤러와 허리 사이에 손바닥 하나가 다 들어갈 정도로 공간이 넓다면 전방경사, 좁다면 후방경사이다.

결과 확인하기

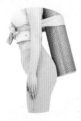

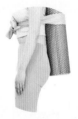

전방경사	후방경사
폼롤러와 등 사이에 손바닥 하나가 다 들어갈 만큼 공간이 넓다.	폼롤러와 등 사이에 손바닥 반도 안 들어갈 만큼 공간이 좁다.

나의 체형분석 결과

나는 _____ 경사이다.

갈비뼈의 정렬

갈비뼈의 정렬은 거울로 옆모습을 보면서 폼롤러와 등 아랫부분이 붙어있는지 확인하면 알 수 있다. 골반 앞쪽 바로 위에 갈비뼈가 직선으로 있으면 정상 정렬이다. 폼롤러와 등 아랫부분이 떨어져 있고 가슴을 내밀고 있으면 갈비뼈가 앞으로 나온 내밈 체형이고, 폼롤러와 등 아랫부분이 닿아 있으면서 가슴이 바닥을 향하면 갈비뼈가 뒤쪽으로 빠진 닫힘 체형이다.

결과 확인하기

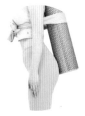

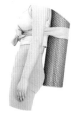

갈비뼈 내밈 체형	갈비뼈 닫힘 체형
폼롤러와 등 아랫부분이 떨어져 있고 가슴을 내밀고 있다.	폼롤러와 등 아랫부분이 닿아 있고 가슴이 바닥을 향한다.

나의 체형분석 결과

나는 갈비뼈＿＿＿＿＿＿＿＿＿＿체형이다.

높은 등 브릿지 운동

골반을 앞으로 내밀고 등을 뒤로 보내면 엉덩이와 가슴 근육이 짧아지고 굽은 등 체형은 더 심해진다. 이 운동은 높은 곳에 등을 기댄 상태에서 엉덩이를 바닥으로 낮춰 짧아져 있는 엉덩이와 가슴 근육을 길게 스트레칭 하는 효과가 있다. 앞뒤로 빠져있던 골반과 등을 바르게 세워지도록 교정할 수 있다.

운동 횟수 | 15회   **운동 세트** | 3세트   **준비물** | 의자, 수건 3~4장

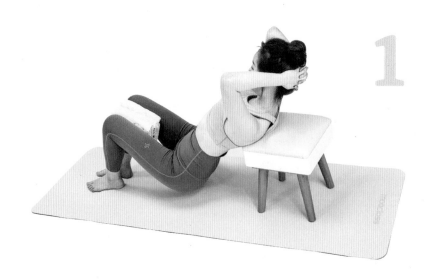

무릎 사이에 수건 3~4장을 끼우고 의자 끝에 날개뼈 아랫부분을 기댄다. 뒤통수를 손으로 받치고 무릎 아래에 발이 오도록하여 양발 폭을 좁힌다.

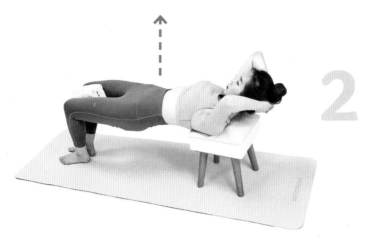

2

내쉬는 숨에 다리로 수건을 조이며 Y존을 위로 밀어내 편다는 느낌으로 골반을 들어올린다. 허벅지 안쪽과 엉덩이에 힘을 준다.

☑ **주의하기**

갈비뼈가 들리지 않도록 주의한다.

⊘ **TIP**

무릎을 펴면서 몸이 위로 올라가는 느낌이 들도록 하면 엉덩이에 강한 자극을 느낄 수 있다.

⊘ **TIP**

엉덩이보다 허벅지 힘이 셀 경우 올라간 상태에서 10초 버티기 3세트를 반복한다.

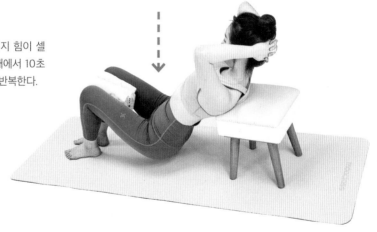

3

숨을 마쉬며 상체는 갈비뼈가 튀어나가지 않을 정도로만 일으키는 동시에, 엉덩이는 바닥으로 내린다.

옆구리 뒤쪽 늘리는 운동

골반이 앞으로 빠지면 등이 뒤로 밀려나서 엉덩이와 허리 근육이 짧아진다. 등이 뒤로 밀려나면 상체의 무게를 옆구리 뒤쪽 근육이 모두 감당하게 된다. 이 운동은 피로해진 옆구리 뒤쪽 근육을 풀어주는 효과가 있다.

운동 시간 | 좌우 30초씩   **운동 세트** | 1세트

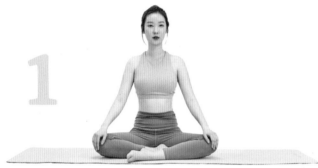

바르게 앉은 상태에서 어깨는 끌어내리고 두 손은 무릎에 편하게 둔다.

(!) **TIP**
옆구리 뒤쪽에 살이 잘 찐다면 이 운동을 추천한다.

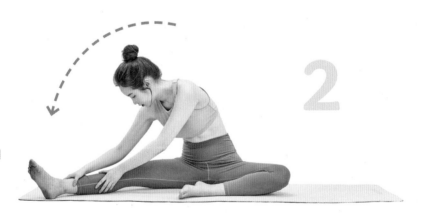

✅ **주의하기**
거북목과 어깨 긴장에 주의한다.

한쪽 다리는 양반다리를 하고 반대쪽 다리는 옆으로 길게 뻗는다. 뻗은 다리 방향으로 몸통을 돌려 발끝 또는 종아리를 잡는다. 척추를 둥글게 만 상태를 유지하며 옆구리 뒤쪽 근육이 늘어나는 느낌에 집중한다.

온도니가 알려주는 교정 운동 Q&A

Q 매트를 바닥에 깔고 브릿지 운동을 하니
허리가 더 아픈 것 같아요

A 후방경사 체형과 스웨이백 체형이라면 그럴 수 있습니다. 브릿지 운동은 엉덩이 근육을 수축하는 움직임이 강해서 짧은 엉덩이 근육을 가진 체형에게는 적합하지 않습니다. 등을 높은 곳에 기댄 상태로 하는 '높은 등 브릿지 운동(84쪽)'을 추천합니다.

Q 스쿼트를 할 때
허리에 통증이 느껴져요

A 허리를 과하게 펴는 습관이 있는 전방경사 체형은 스쿼트를 할 때 갈비뼈가 들리고 허리가 꺾여 허리에 통증이 느껴질 수 있습니다. 엉덩이 근육이 사용되려면 깊숙이 내려가야 하는데 허리가 과하게 펴진 상태에서 덜 내려가게 되어 허벅지와 종아리에 힘이 들어가기도 합니다. 폼롤러를 허리에 묶고 스쿼트를 하면 폼롤러가 허리가 과하게 꺾이는 것을 인지하게 하여 바른 자세를 유지하며 운동할 수 있습니다.

엎드려 무릎 드는 운동

굽은 등 체형이 심할수록 어깨를 아래로 끌어내리는 근육이 약하다. 이 운동은 어깨를 끌어내린 상태에서 손바닥으로 바닥을 밀어내어 들떠 있는 날개뼈와 라운드 숄더를 교정하는 효과가 있다. 또한 골반이 바닥으로 처지지 않도록 버티는 힘을 사용하기 때문에 복근과 엉덩이, 허리 근육의 균형을 맞출 수 있다.

운동 시간 | 30초　**운동 세트** | 3세트　**준비물** | 폼롤러

⚠ TIP
팔꿈치가 옆을 향하면 어깨가 말려서 승모근 통증이 생긴다. 팔꿈치가 뒤를 보게 하자.

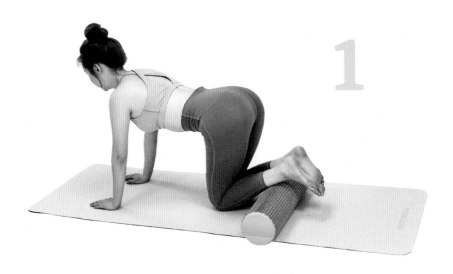

바닥에 무릎을 댄 상태에서 폼롤러를 발목 밑에 두고 엎드린다. 어깨 바로 아래에 손이 오도록 한다. 어깨를 끌어내려 날개뼈 아래 근육의 힘을 유지하며 손으로 바닥을 최대한 밀어낸다.

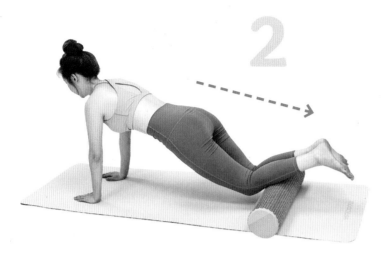

2

✅ **주의하기**

골반을 바닥으로 너무 내리면 허리 통증이 생길 수 있다. 갈비뼈, 골반, 치골이 대각선상에 위치하도록 한다.

복부에 힘을 단단히 주고 정수리부터 무릎까지 대각선을 만든다고 생각하며 무릎을 뒤로 민다.

변형
동작

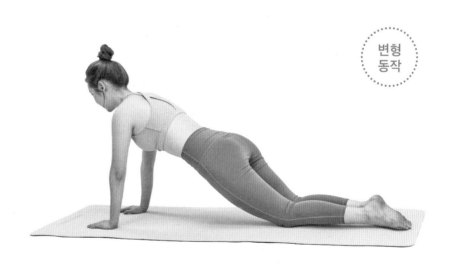

폼롤러 없이 무릎을 바닥에 대고 하면 비교적 쉽게 할 수 있다.

척추 웨이브 운동

몸을 둥글게 굽히거나 펴는 동작이 잘 안되면 목과 등, 허리에 통증이 생길 수 있다. 척추를 굽히고 펴는 움직임을 반복하면 유연성이 증가해서 통증이 줄어든다. 이 운동은 모든 체형에게 추천한다.

운동 횟수 | 10회 **운동 세트** | 1세트

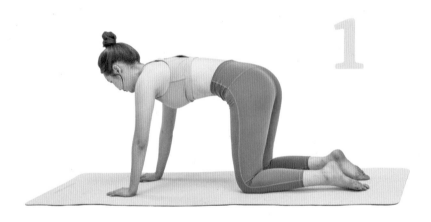

어깨 아래 손목, 골반 아래 무릎을 둔다. 어깨는 끌어내려서 손으로 바닥을 밀어내고 머리와 등, 엉덩이를 일자로 유지한다.

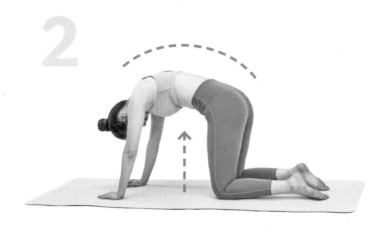

2

내쉬는 숨에 꼬리뼈부터 허리, 등 순서로 척추를 둥글게
말아 올린다. 시선은 다리 사이에 둔다.

✅ **주의하기**

척추를 둥글게 말아 올
릴 때 골반이 앞으로 이
동하면 손목이 꺾여 통
증이 생긴다. 골반은 뒤
쪽으로 고정하여 무게
중심을 하체에 둔다.

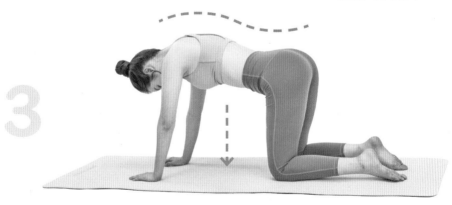

3

마시는 숨에 웨이브를 한다고 상상하며 꼬리뼈부터 허리,
등, 머리 순서로 길게 펴 처음 자세로 돌아온다.

슈퍼맨 운동

척추 옆 근육과 등 근육을 강화하기에 좋은 슈퍼맨 운동은 누워서 할 수 있는 간단한 운동이다. 몸통과 팔, 다리를 위로 쫙 펴 올리기 때문에 굽은 등과 일자 허리를 교정할 수 있다. 더불어 라운드 숄더와 거북목 교정에도 효과적이다.

운동 횟수 | 15회 **운동 세트** | 1세트

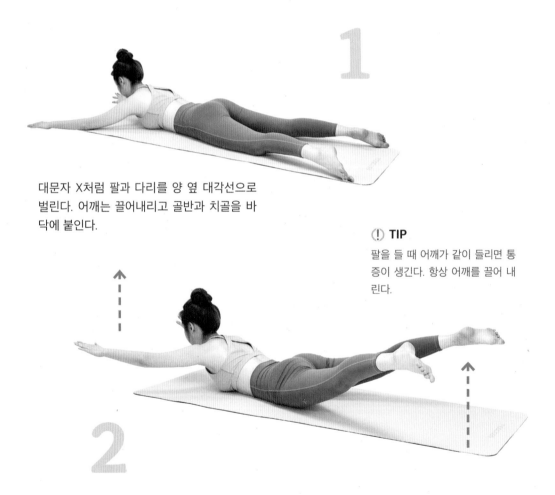

대문자 X처럼 팔과 다리를 양 옆 대각선으로 벌린다. 어깨는 끌어내리고 골반과 치골을 바닥에 붙인다.

(!) TIP

팔을 들 때 어깨가 같이 들리면 통증이 생긴다. 항상 어깨를 끌어 내린다.

숨을 내쉬며 아랫배는 납작하게 유지하고 엉덩이를 조이는 힘으로 팔과 다리를 위로 들어올린다. 숨을 마시며 올린 팔과 다리를 천천히 내린다.

침대에서 하는 슈퍼맨 운동

침대나 소파에 엎드려 누운 상태에서 하는 슈퍼맨 운동은 머리와 가슴이 바닥과 멀어진 상태에서 하기 때문에 난이도가 좀 더 높다. 일자로 펴진 허리에 아치를 만들어주고 일자목과 굽은 등을 교정할 수 있다. 만약 난이도를 한 단계 더 높이고 싶다면 팔을 옆에 내려놓지 말고 차렷 자세로 해도 좋다.

운동 횟수 | 15회 　**운동 세트** | 1세트 　**준비물** | 침대나 소파

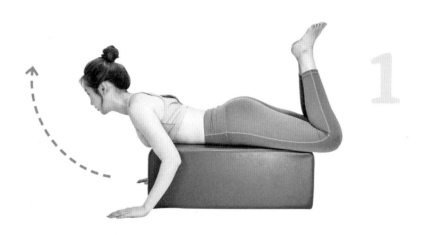

얼굴과 가슴이 침대나 소파 밖으로 나오게 엎드린다. 손바닥은 편한 위치에 내리고 두 무릎은 접는다. 숨을 내쉬며 등의 힘으로 등 아랫부분부터 목, 머리 순서로 올라온다. 숨을 마시며 다시 등 아랫부분부터 목, 머리 순서로 내려온다.

☑ **주의하기**
머리가 나와 있는 거북목 상태로 턱을 들지 않도록 한다.

아랫배 운동

평소에도 허리를 과하게 꺾는 사람들이 있다. 허리를 둥글게 마는 움직임은 거의 없이 허리를 과하게 꺾는 움직임만 반복하면 요추기립근이 그대로 굳어서 허리를 둥글게 마는 움직임이 점점 어려워진다. 이 운동은 길어지고 약해진 아랫배 근육을 탄탄하게 만들고 휜 허리를 펴는 효과가 있다.

운동 횟수 | 15회   **운동 세트** | 3세트   **준비물** | 수건 3~4장

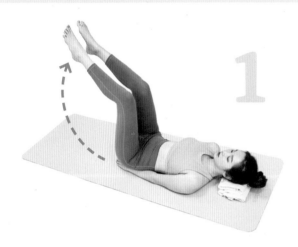

위를 보고 누워 허리를 바닥으로 꾹 누른 뒤 두 다리를 들어 올린다. 양손은 엉덩이 옆쪽 밑에 둔다. 어깨에 긴장이 되지 않도록 수건을 머리 밑에 댄다.

① TIP
아랫배에 자극을 주기 때문에 아랫배가 나와서 고민인 사람에게 좋다.

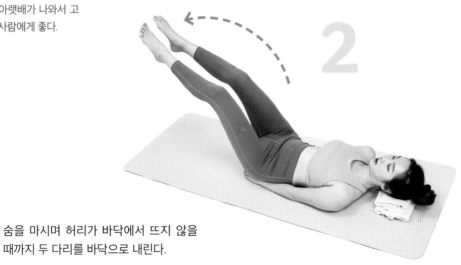

숨을 마시며 허리가 바닥에서 뜨지 않을 때까지 두 다리를 바닥으로 내린다.

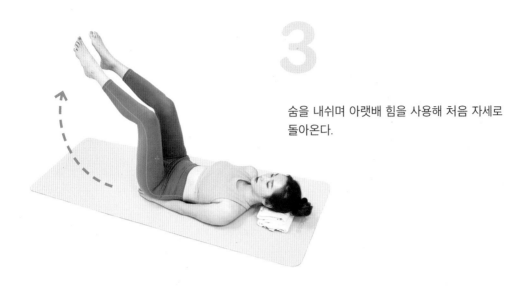

3

숨을 내쉬며 아랫배 힘을 사용해 처음 자세로
돌아온다.

변형
동작

⚠ TIP
한쪽만 전방경사라면 그
방향의 다리만 운동하면
된다.

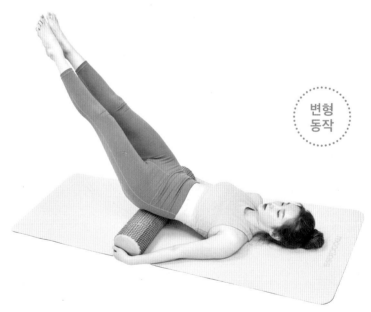

엉덩이 아래에 폼롤러를 깔고 하면 비교
적 쉽게 할 수 있다.

등을 둥글게 마는 운동

갈비뼈가 앞으로 튀어나오면 등이 과하게 펴져서 일자 등 체형으로 변한다. 이 운동은 등을 둥글게 마는 움직임을 하기 때문에 일자 등에 완만한 굴곡을 만들어 준다. 또한 앞으로 들려 있거나 옆으로 벌어진 갈비뼈를 교정하는 효과가 있다.

운동 횟수 | 15회   **운동 세트** | 3세트   **준비물** | 폼롤러

(!) TIP

복부 힘이 약하면 10초 동안 버티는 것을 3세트 반복한다.

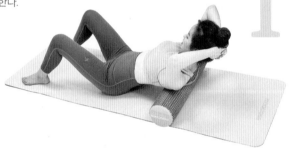

✓ 주의하기

꼬리뼈가 말리면 허리 통증이 생긴다.

날개뼈 아래에 폼롤러를 대고 누운 뒤 두 손으로 뒤통수를 받친다. 무릎은 세우고 복부에는 힘을 주어 납작하게 유지한다.

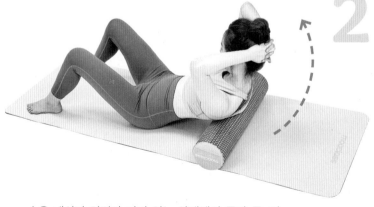

(!) TIP

허리 아래에 공이나 수건을 두고 허리로 공을 누르지 않도록 노력하면 허리 통증을 예방할 수 있다.

숨을 내쉬며 허리가 펴져 있는 상태에서 등과 목, 머리만 둥글게 말아 올리고, 숨을 마시며 등이 펴지는 정도까지만 내려간다.

온도니가 알려주는 교정 운동 Q&A

Q 등을 둥글게 마는 운동을 하면 목과 어깨가 빠근해요

A 갈비뼈가 들려있는 체형은 등이 과하게 펴지고 거북목 체형입니다. 등을 둥글게 마는 움직임은 어렵기 때문에 무의식 중에 얼굴을 앞으로 빼면서 운동을 하게 됩니다. 이때 목과 어깨의 주변 근육이 긴장되어 거북목이 더욱 심해집니다. 그래서 폼롤러를 이용하면 좋습니다.

Q 등이 굽어있는 사람은 등을 둥글게 마는 운동을 하면 안 되나요?

A 굽은 등 체형은 등을 둥글게 마는 움직임을 여러번 반복하면 복부 근육이 더욱 짧아져서 굽은 등 체형이 심해질 수 있습니다. 이때는 복부 힘으로 버티기를 하는 것이 좋습니다. 근육에 힘을 준 상태에서 버티는 운동은 체형의 변형을 예방하고 약해진 힘을 강화하는 효과가 있습니다.

허리를 얇게 만드는 운동

복부 근육 중 하나인 외복사근이 길게 늘어나면 배가 앞으로 나오고 허리가 심하게 꺾인다. 허리를 둥글게 만 상태에서 몸통을 비트는 이 운동은 늘어난 외복사근을 회복시켜 복부를 탄탄하게 하고 허리의 커브를 줄이는 효과가 있다.

운동 횟수 | 15회   **운동 세트** | 3세트

⚠ **TIP**
항상 복부 힘으로 허리를
바닥에 꾹 눌러준다.

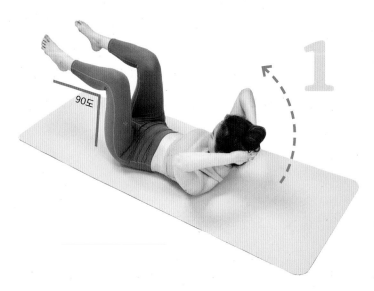

90도

1

위를 보고 누워 상체는 둥글게 말아 올리고 두
다리는 90도로 세워 올린다.

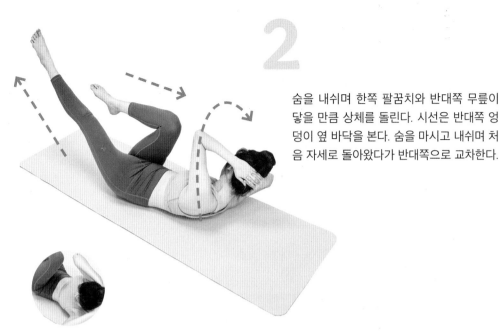

숨을 내쉬며 한쪽 팔꿈치와 반대쪽 무릎이 닿을 만큼 상체를 돌린다. 시선은 반대쪽 엉덩이 옆 바닥을 본다. 숨을 마시고 내쉬며 처음 자세로 돌아왔다가 반대쪽으로 교차한다.

✓ **주의하기**

머리만 과하게 돌리지 않도록 주의한다.

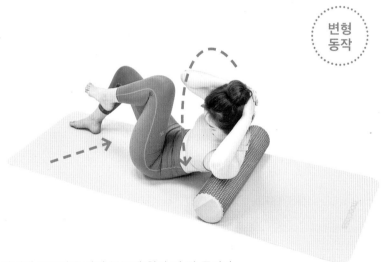

변형
동작

등 아래에 폼롤러를 깔면 복부에 힘이 더 잘 들어가고 목과 어깨의 긴장은 줄어든다. 몸을 좌우로 비트는 과정에서 폼롤러가 빠질 수 있기 때문에 한쪽 방향으로만 15회 진행한 뒤 반대쪽을 진행한다.

엉덩이 근육 강화 운동

엉덩이가 뒤로 빠지면 큰 엉덩이 근육과 옆 엉덩이 근육이 약해진다. 그러나 허벅지에 오밴드를 끼운 상태로 브릿지 운동을 하면 엉덩이 옆쪽에 강한 자극을 느낄 수 있다. 엉덩이가 뒤로 빠져 엉덩이 근육이 길고 약한 전방경사 체형에게 효과적이다.

운동 횟수 | 15회 **운동 세트** | 3세트 **준비물** | 오밴드나 스타킹

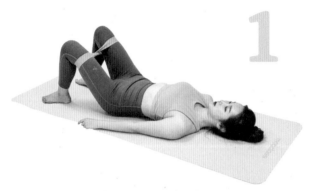

1

위를 보고 누운 상태에서 무릎을 세운다. 허벅지 중간에 오밴드를 ∞자로 꼬아 끼운 뒤 밴드가 팽팽해질 때까지 무릎과 발을 벌린다. 발은 골반 너비보다 1.5배 넓게, 발끝은 45도로 벌린다.

ⓘ **TIP**
엉덩이에 힘이 들어가지 않는다면 운동을 멈추고 '백니 교정 운동(154쪽, 156쪽, 157쪽)'을 먼저 하는 것이 좋다.

☑ **주의하기**
올라갈 때 갈비뼈가 들리지 않도록 주의한다.

2

숨을 내쉬며 발 뒤꿈치와 엉덩이에 힘을 주어 골반을 천장으로 올린다. 숨을 마시며 오리엉덩이를 하고 척추를 일자로 만들어 내린다.

온도니가 알려주는 교정 운동 Q&A

Q 누워서 다리를 들어 올리는 동작을 할 때 허리가 자꾸 바닥에서 떠요

A 허리를 둥글게 마는 움직임이 안 되면 허리가 바닥에서 뜨게 됩니다. 이때 아랫배 힘이 약하다면 허리 근육만 과도하게 사용되어 허리 통증이 생길 수 있습니다. 폼롤러를 엉덩이 아래에 둔 '아랫배 운동 변형 동작(95쪽)'을 하면 허리 근육을 덜 사용할 수 있어 허리 통증이 완화됩니다. 더불어 아랫배에 자극을 주어 복부 근육을 강화할 수 있습니다.

Q 뒤로 다리를 들어 올리는 동작이 잘 안 돼요

A 엉덩이 운동을 할 때 골반이 접히는 부위가 오래도록 접힌 상태로만 있으면 고관절 근육이 짧아집니다. 이 근육이 짧아지면 다리를 뒤로 뻗는 것이 힘들어질 수 있습니다. 억지로 뻗으려고 하면 복부 힘이 풀리고 허리는 꺾여 허리에 통증이 생길 수 있으니 다른 운동을 하기보다는 'Y존 스트레칭(58쪽)'을 1~2주 동안 꾸준히 하는 것이 좋습니다. 엉덩이 근육의 움직임을 방해하는 고관절 근육이 풀어져야 다리도 해결되고 힙업도 됩니다.

초급자 런지 운동

후방경사 체형은 짧은 엉덩이 근육이 꼬리뼈를 바닥으로 끌어내리기 때문에 허리 라인
이 없어지고 엉덩이가 처진다. 이 운동처럼 상체를 기울이면 허리를 펴주는 요추기립근
이 강화되서 완만한 아치를 만들 수 있다. 또한 골반이 접히면서 짧은 엉덩이 근육을 길
게 늘리는 효과가 있다.

운동 횟수 | 15회   **운동 세트** | 3세트

⚠ TIP
골반이 옆으로 빠진 상태로 운동을
하면 골반 옆 울퉁불퉁한 힙딥이 심
해진다. 거울을 보고 자세를 계속
확인하며 운동하자.

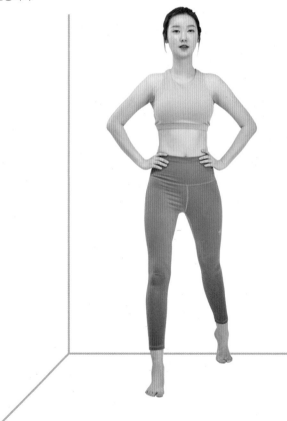

☑ 주의하기
무릎이 안으로 말리지 않고
골반이 씰룩거리지 않도록
주의한다.

1

다리를 골반보다 살짝 넓게
벌린 다음 한쪽 뒤꿈치를 벽
에 고정한다.

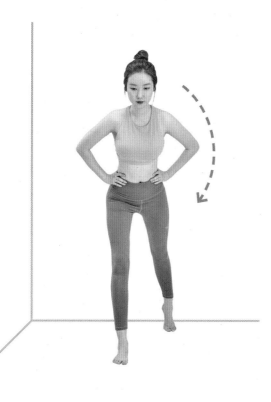

! **TIP**

골반이 계속 옆으로 빠진다면 엉덩
이 옆쪽 근육이 약한 것이다. '골반
넓어지는 운동(136쪽)'으로 엉덩이
옆쪽 근육을 강화한 뒤 난이도를 높
여가는 것을 추천한다.

2

골반을 폴더처럼 접는다고 상상
하며 상체를 앞으로 기울인다.

3

마시는 숨에 뒤로 깊숙이 앉아서
엉덩이 근육을 길게 늘이고 숨을
내쉬며 뒤꿈치로 바닥을 꾹 눌러
엉덩이 힘으로 올라온다.

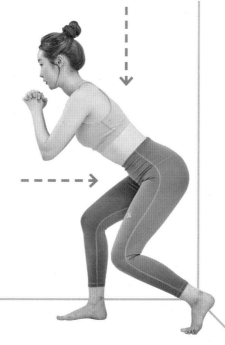

✔ **주의하기**

뒤에 있는 발목이 바깥
쪽으로 꺾이지 않도록
주의한다.

접은 무릎 천장 드는 운동

이 운동은 올린 다리를 내릴 때 허리가 둥글게 말리지 않도록 고관절을 깊숙이 접는 것이 핵심이다. 골반이 접히면서 엉덩이 근육은 길게 늘어나기 때문에 모든 체형에 좋지만 특히 후방경사 체형에게 추천한다.

운동 횟수 | 15회   **운동 세트** | 3세트

(!) TIP
엉덩이 밑쪽 살이나 셀룰라이트를 없애는 데에 효과적이다.

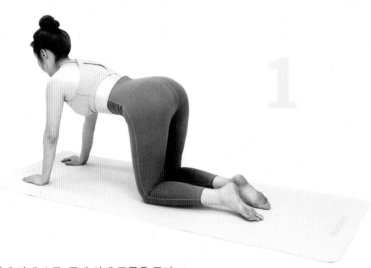

어깨 아래 손목, 골반 아래 무릎을 둔다.

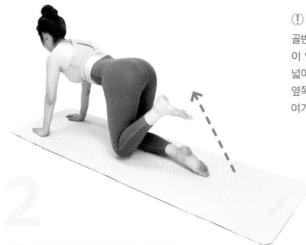

! **TIP**

골반이 계속 옆으로 빠진다면 엉덩
이 옆쪽 근육이 약한 것이다. '골반
넓어지는 운동(136쪽)'으로 엉덩이
옆쪽 근육을 강화한 뒤 난이도를 높
여가는 것을 추천한다.

2

한쪽 무릎을 들고 머리와 등, 엉덩이
는 일직선을 유지한다.

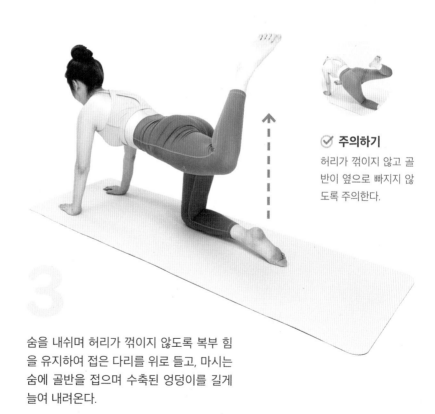

✔ **주의하기**

허리가 꺾이지 않고 골
반이 옆으로 빠지지 않
도록 주의한다.

3

숨을 내쉬며 허리가 꺾이지 않도록 복부 힘
을 유지하여 접은 다리를 위로 들고, 마시는
숨에 골반을 접으며 수축된 엉덩이를 길게
늘여 내려온다.

긴 다리 천장 드는 운동

엉덩이 근육의 이완과 수축 밸런스를 맞추는 효과가 있는 이 운동은 올린 다리를 내릴 때 고관절을 깊숙이 접어야 한다. 모든 체형에 좋지만 엉덩이 근육이 길게 늘어나기 때문에 엉덩이 근육이 짧은 후방경사 체형에게 추천한다.

운동 횟수 | 15회   **운동 세트** | 3세트

⚠ TIP

다리가 위로 올라가지 않는다면 골반이 접히는 부위 근육이 짧은 것이다. 이 운동을 하기 전에 'Y존 스트레칭(58쪽)'을 먼저 하면 다리가 잘 올라가고 엉덩이 근육에 강한 자극을 느낄 수 있다.

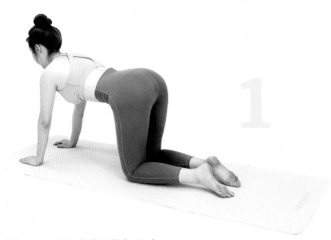

어깨 아래 손목, 골반 아래 무릎을 둔다.

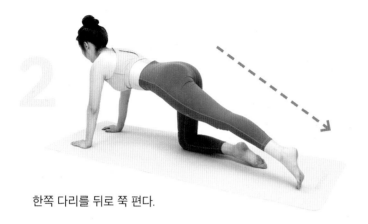

☑ 주의하기

허리가 꺾이지 않도록
주의한다.

한쪽 다리를 뒤로 쭉 편다.

(!) TIP

한쪽만 후방경사라면 그 방향
의 다리만 운동한다.

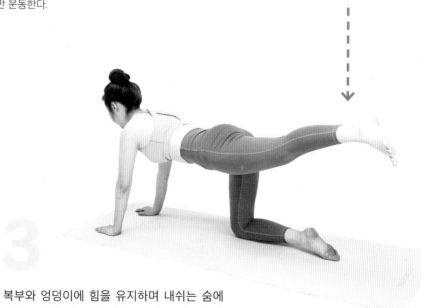

복부와 엉덩이에 힘을 유지하며 내쉬는 숨에
다리를 위로 올린다. 마시는 숨에 고관절을 깊
숙이 접어 엉덩이를 길게 늘이며 내려온다

나의 날개뼈는 제자리에 있을까

구부정하게 앉는 습관은 날개뼈의 위치를 변화시켜 어깨 긴장을 만들고 뻐근한 통증을 일으킨다. 시간이 지날수록 불균형이 심해지면 어깨가 굽거나 거북목 체형이 된다. 날개뼈 위치를 교정하려면 날개뼈의 위치를 정확히 아는 것이 중요하다.

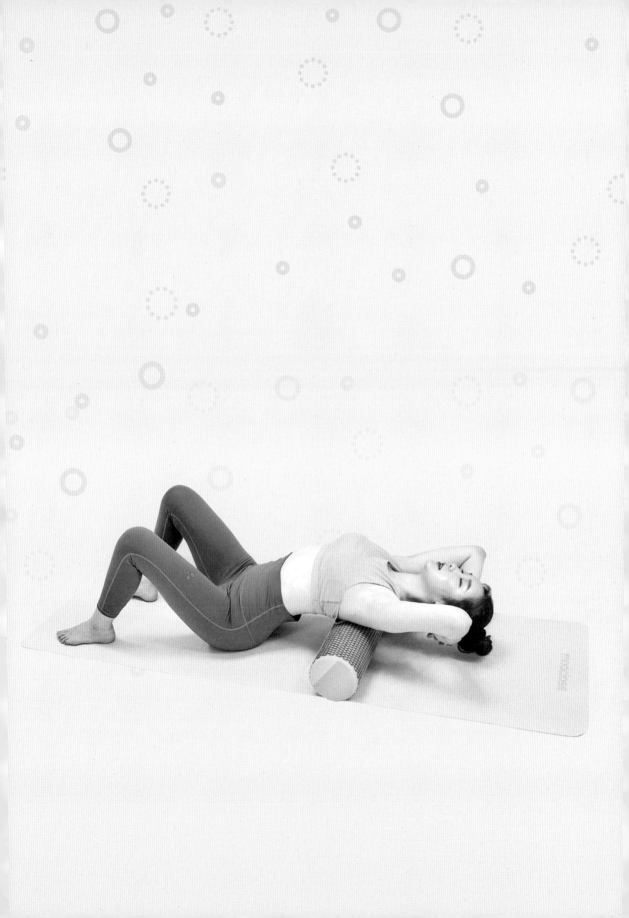

나의 날개뼈 위치를 알아보자

한쪽 팔을 뒷짐지면 날개뼈가 튀어나온다. 이때 날개뼈의 윗부분과 아랫부분에 펜으로 살짝 점을 찍고, 고개를 숙여 가장 많이 튀어나온 뼈에도 점을 찍는다. 바르게 선 뒤 핸드폰 카메라로 뒷모습 상반신을 찍어 확인한다.

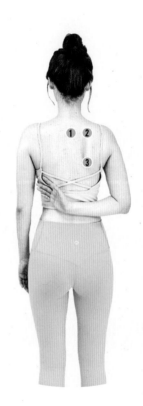

나의 체형분석 결과

날개뼈의 높이 _____   날개뼈 회전각도 _____

날개뼈와 척추 사이의 거리 _____

나의 날개뼈 위치를 확인하자

뒷짐졌던 팔을 내리고 편하게 서서 점의 위치를 참고하며 날개뼈 위치를 확인할 수 있다.

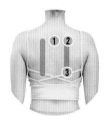

점을 참고하여 결과를 확인한다.

날개뼈 올림 체형

점을 찍은 뒷목 뼈 ❶ 보다
날개뼈 윗부분 ❷ 이 올라가 있다.

날개뼈 내림 체형

점을 찍은 뒷목 뼈 ❶ 보다
날개뼈 윗부분 ❷ 이 내려가 있다.

날개뼈가 아래로 돌아간 체형

날개뼈 아랫부분 ❸ 이
윗부분 ❷ 보다 안쪽에 있다.

날개뼈가 위로 돌아간 체형

날개뼈 윗부분 ❷ 이
아랫부분 ❸ 보다 안쪽에 있다.

날개뼈 내밈 체형

양 날개뼈가 멀리 떨어져 있다.

날개뼈 당김 체형

양 날개뼈가 가까이 있다.

날개뼈 들림 체형

양 날개뼈가 갈비뼈와 떨어져 있다.

바닥 미는 운동

날개뼈가 튀어나온 사람들은 손바닥으로 바닥을 밀어내는 힘이 약하고 그로 인해 날개
뼈가 들린 체형으로 변한다. 상체 운동을 할 때마다 승모근이 사용된다면 이 운동을 통
해 교정할 수 있다. '가슴 활짝 여는 스트레칭(64쪽)'과 '오밴드 팔 운동(126쪽)'을 병행
하면 효과를 빠르게 볼 수 있다.

운동 시간 | 30초 **운동 세트** | 3세트

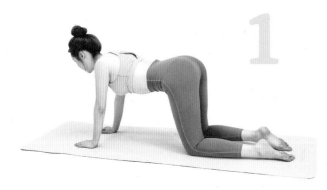

1

✅ **주의하기**
몸통이 앞으로 쏠리지
않도록 골반을 깊숙이
접어서 무게 중심을
하체에 고정한다.

어깨 아래 손목, 골반 아래 무릎을 둔다. 정수리부
터 꼬리뼈까지 일자로 만들고 어깨를 끌어내리는
힘을 유지한다. 얼굴과 가슴, 갈비뼈가 바닥과 멀
어지도록 바닥을 최대한 밀어내며 30초 동안 버
틴다.

변형
동작

✅ **주의하기**
거북목과 갈비뼈 들림
을 주의한다.

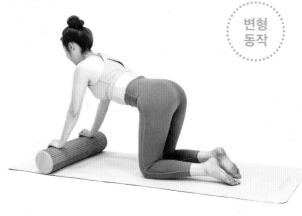

폼롤러처럼 높은 곳에 손바닥을 대면 비교적
쉽게 할 수 있다.

바닥 앞으로 미는 운동

팔을 위로 만세한 상태에서 상부승모근을 강화하는 운동이다. 만세 움직임을 하면 날개
뼈가 시계 반대 방향으로 돌아가기 때문에 처진 어깨를 교정할 수 있다. 승모근이 우뚝
솟아있고 어깨가 아래로 축 처진 것을 해결하는 데에도 효과적이다.

운동 횟수 | 15회   **운동 세트** | 1세트

(!) **TIP**

어깨를 아래로 내릴 때 어깨
가 뒤로 재껴 올라가면 어깨
뒤쪽에 통증이 생긴다. 수직
아래로만 끌어 내린다.

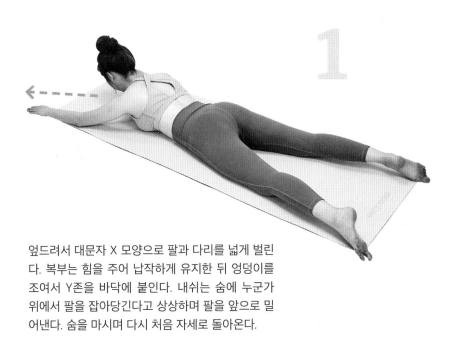

엎드려서 대문자 X 모양으로 팔과 다리를 넓게 벌린
다. 복부는 힘을 주어 납작하게 유지한 뒤 엉덩이를
조여서 Y존을 바닥에 붙인다. 내쉬는 숨에 누군가
위에서 팔을 잡아당긴다고 상상하며 팔을 앞으로 밀
어낸다. 숨을 마시며 다시 처음 자세로 돌아온다.

나의 갈비뼈는 바르게 세워져 있을까

앉을 때 한쪽 엉덩이로 무게가 치우치거나 몸통을 비틀면 상체의 균형이 무너진다. 몸통이 바로 서지 않으면 몸 전체 균형이 깨지고 팔다리의 양쪽 힘도 달라진다. 시간이 지날수록 짧고 긴장된 근육이 손상되어 허리에도 통증이 느껴질 수 있다. 몸통을 바르게 교정하기 위해 갈비뼈가 어느 방향을 향하고 있는지 알아보자.

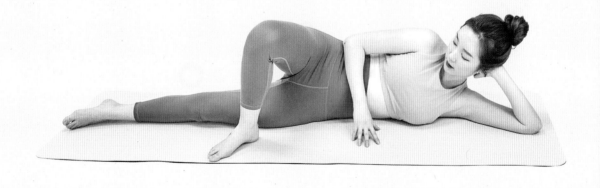

나의 갈비뼈를 알아보자

양쪽 가슴 옆에 빨대를 일자로 붙이고 핸드폰으로 정면 사진을 찍으면 갈비뼈의 상태를 알 수 있다. 사진을 찍어보면 갈비뼈가 옆으로 휘어져 있는지 즉 쉬프트 상태인지와 갈비뼈가 돌아가 있어서 몸통 전체가 회전하고 있는지를 알 수 있다.

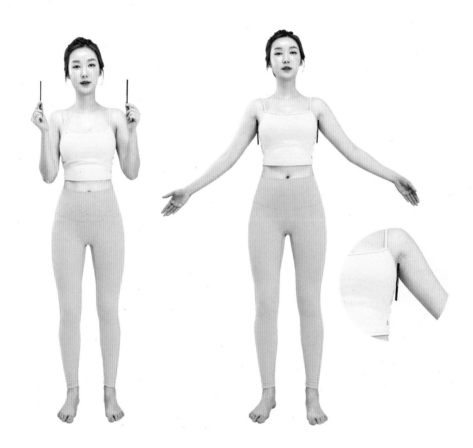

나의 체형분석 결과

나는 몸통 _____ 체형이다.

나는 몸통이 _____ 으로 회전되어 있다.

나의 갈비뼈를 확인하자

사진으로 보았을 때 가슴 옆에 붙인 빨대가 양쪽 골반 바로 위에 있지 않고 왼쪽으로 치우쳐 있다면 몸통 왼쪽 쉬프트 체형이고 오른쪽으로 치우쳐 있다면 몸통 오른쪽 쉬프트 체형이다. 또한 가슴이 정면에 있지 않아 왼쪽 빨대가 잘 보인다. 몸통 왼쪽 회전 체형이고 그 반대는 몸통 오른쪽 회전 체형이다.

결과 확인하기

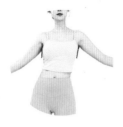

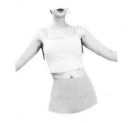

몸통 왼쪽 쉬프트

빨대가 양쪽 골반 바로 위에
있지 않고 왼쪽으로 치우쳐 있다.

몸통 오른쪽 쉬프트

빨대가 양쪽 골반 바로 위에
있지 않고 오른쪽으로 치우쳐 있다.

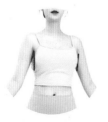

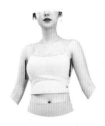

몸통 왼쪽 회전

가슴이 정면을 보지 않고
오른쪽 가슴이 앞으로 나와 있다.

몸통 오른쪽 회전

가슴이 정면을 보지 않고
왼쪽 가슴이 앞으로 나와 있다.

몸통 쉬프트 운동

갈비뼈가 옆으로 이동한 체형은 상체의 무게가 한쪽으로 쏠리기 때문에 허리 통증이 생긴다. 이 운동은 골반과 갈비뼈를 반대 방향으로 밀어내기 때문에 갈비뼈의 좌우 균형을 맞춰 허리 통증을 완화할 수 있다.

운동 횟수 | 15회 **운동 세트** | 1세트

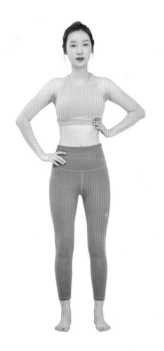

바르게 서서 발은 골반 너비 11자로 벌리고 무릎을 살짝 굽혀서 발뒤꿈치에 체중을 싣는다. 한 손은 튀어나온 갈비뼈에 대고 나머지 손은 반대쪽 골반 옆에 댄다.

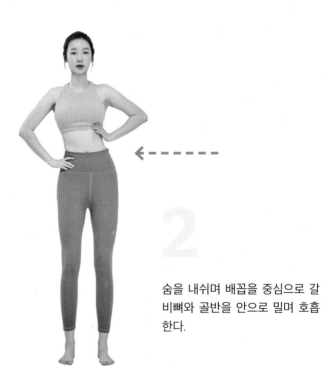

✅ 주의하기

갈비뼈가 들리지 않게 주의하고 허리 꺾임, 백니가 되지 않도록 신경 쓴다. 또한 머리가 옆으로 기울어지지 않도록 한다.

숨을 내쉬며 배꼽을 중심으로 갈비뼈와 골반을 안으로 밀며 호흡한다.

작은 등 운동

갈비뼈가 비대칭 상태이면 뒤에서 봤을 때 양쪽 등의 크기가 다르다. 한쪽 등이 눌려 있기 때문에 한쪽 갈비뼈로만 호흡을 한다. 이 운동은 등의 크기가 작은 쪽 갈비뼈 사이사이를 늘리기 때문에 갈비뼈를 대칭으로 만드는 데에 효과적이다.

운동 시간 | 좌우 1분씩 **운동 세트** | 1세트 **준비물** | 폼롤러, 수건 3~4장

⚠ TIP

숨을 마실 때는 커지는 풍선을 상상하며 갈비뼈 사이사이를 늘리고, 내쉴 때는 코르셋을 조인다고 상상하며 커진 갈비뼈를 조인다. 호흡은 '갈비뼈로 호흡하기(43쪽)'을 참고한다.

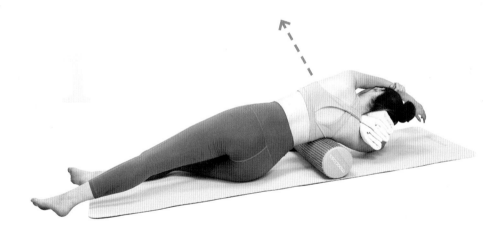

양쪽 중 큰 갈비뼈 옆에 폼롤러를 대고 누운 뒤 아래에 있는 다리는 살짝 앞으로 접는다. 작은 갈비뼈 쪽 팔을 위로 올린 뒤 팔과 고개 사이에 수건을 넣어 어깨에 긴장이 되지 않도록 한 다음 올린 팔을 반대편 손으로 잡는다. 복부를 납작하게 유지하고 코로 공기를 마신다. 입으로 가늘고 길게 숨을 내쉬면서 큰 갈비뼈를 조인다.

몸통 회전 운동

가슴이 한 방향으로 돌아가면 복부 근육의 좌우 균형이 깨지고 결국 한쪽 근육만 많이 쓰여 허리 통증이 생길 수 있다. 이 운동은 코어 근육의 균형를 맞추고 허리 통증을 완화하며 허리를 잘록하게 만든다.

운동 횟수 | 좌우 15회씩   **운동 세트** | 3세트

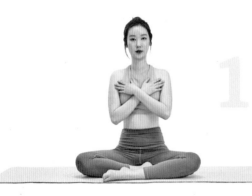

척추와 골반을 바르게 세워 앉아 두 팔을 X자로 하여 겨드랑이에 얹는다. 갈비뼈가 앞으로 나오지 않을 정도로 가슴을 펴고 어깨를 끌어내리는 힘을 유지한다.

✓ 주의하기

등이 뒤로 빠지지 않도록 주의한다.

내쉬는 숨에 복부를 수축하며 상체와 얼굴을 최대한 옆으로 돌린다. 무게 중심은 엉덩이 양쪽에 1:1로 똑같이 주고 회전의 움직임에 집중한다. 마시는 숨에 키가 커지는 느낌을 유지하며 처음 자세로 돌아온다.

온도니가 알려주는 교정 운동 Q&A

Q **엎드린 자세를 하면
뒷목이 뻐근하고 등이 아파요**

A 엎드려서 책이나 스마트폰을 보는 습관은 등이 과하게 펴지고 거북목이 심해집니다. 이때 네발디기 자세를 하면 갈비뼈와 얼굴이 바닥과 가까워지기 때문에 등과 허리의 통증이 생기고 뒷목이 뻐근해지는 것입니다.

Q **다리 천장 드는 운동을 할 때
허리에 통증이 느껴져요**

A 엉덩이 근육이 짧은 후방경사 체형은 다리를 내릴 때 엉덩이 근육이 잘 안 늘어나 꼬리뼈와 허리가 바닥으로 둥글게 말리게 됩니다. 이는 허리 통증을 유발합니다. 스쿼트를 할 때에도 마찬가지입니다. 이럴 경우 준비 운동으로 엉덩이 근육을 늘려야 골반이 깊숙이 접히며 허리에 부담이 되지 않습니다. 운동할 때 자꾸 꼬리뼈가 아래로 말린다면 허리에 폼롤러를 묶고 운동해보세요. 바른 자세를 인지하는 데 도움이 됩니다.

나의 팔은
안으로
말려 있을까

오랜 시간 책상 위에 손을 두는 학생이나 사무직 종사자는
점차 팔이 안으로 말리며 가슴 근육이 짧아져 등이 굽어지고
어깨가 말린다. 또한 근육의 균형이 깨져 팔뚝과 겨드랑이
주변에 살이 쉽게 찐다. 안으로 말린 팔을 교정하려면 팔꿈
치가 어느 방향을 향하고 있는지를 아는 것이 중요하다.

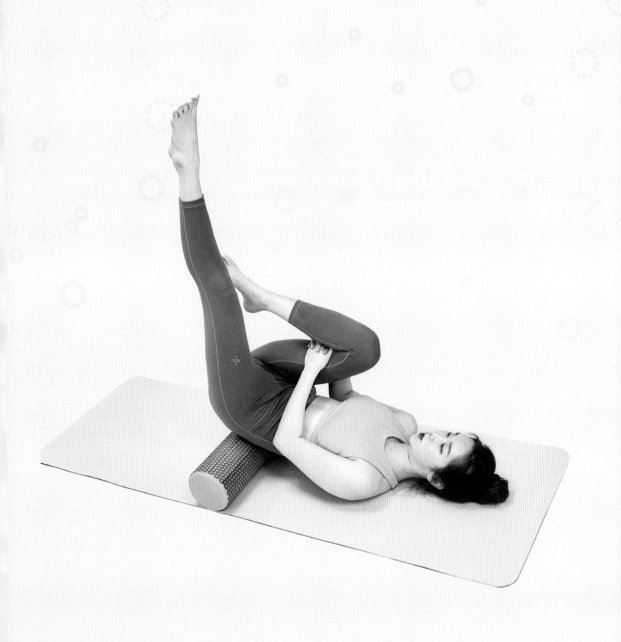

나의 팔꿈치 방향을 알아보자

오랜 시간 컴퓨터를 다루다 보면 자신도 모르는 새에 팔꿈치가 밖으로 벌어지면서 팔이 안으로 말린다. 그래서 팔꿈치가 향하는 방향에 보면 팔이 회전되어 있는지를 알 수 있다. 바르게 서서 핸드폰 카메라로 뒷모습을 찍어 팔꿈치와 팔의 상태를 확인하자.

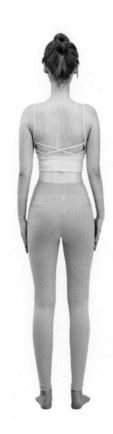

나의 체형분석 결과

나는 팔꿈치가 _____ 이다.

나의 팔꿈치 방향을 확인하자

뒷모습 사진을 보았을 때 팔꿈치가 뒤를 향하고 있다면 정상 정렬이다. 반면 팔꿈치가 옆으로, 즉 바깥쪽을 향하고 있다면 팔이 안으로 말려 내회전된 체형이다. 팔이 안으로 말리면 굽은 등, 거북목, 라운드 숄더 체형이 될 수 있다.

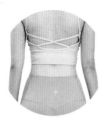

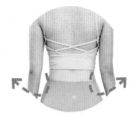

정상 정렬
팔꿈치가 뒤를 향하고 있다.

내회전
팔꿈치가 바깥쪽을 향하고 있다.

오밴드 팔 운동

뒷목과 몸통에 운동 밴드를 고정한 상태에서 저항을 이겨내는 운동이다. 거북목, 일자목, 굽은 등, 라운드 숄더를 한번에 교정할 수 있다. 등과 팔뚝 살을 빼는 데에도 효과적이다.

운동 횟수 | 15회   **운동 세트** | 3세트   **준비물** | 오밴드 2개

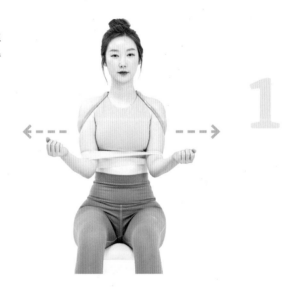

⚠ TIP
밴드가 조여서 팔이 아프다면 밴드와 팔 사이에 수건을 끼운다.

오밴드 한 개를 목에 걸고 두 팔을 넣는다. 밴드가 삼각형 모양이 되도록 어깨 앞쪽과 갈비뼈에 고정하고, 나머지 오밴드는 팔꿈치 살짝 윗부분까지만 올린다. 밴드에 몸이 딸려가지 않도록 등을 펴서 팔꿈치를 옆구리에 붙이고 내쉬는 숨에 팔을 바깥으로 돌린다. 숨을 마시며 처음 자세로 돌아온다.

✓ 주의하기
어깨가 으쓱 올라가거나 말리지 않도록 주의한다.

Q 네발기기 자세를 할 때 어깨에 통증이 느껴져요

A 팔이 내회전 되어 있으면 어깨가 으쓱 올라가 통증이 생깁니다. 이럴 경우 손바닥을 바닥에 붙이고 어깨를 끌어 내린 뒤 팔꿈치가 뒤를 보도록 팔을 돌려 몸통과 바닥이 멀어진 상태를 유지하는 것이 좋습니다. 또한 '가슴 활짝 여는 스트레칭(64쪽)'을 꾸준히 해주면 팔 내회전을 교정할 수 있습니다.

Q 런지를 할 때 무릎이 안으로 돌아가는 느낌이 들어요

A 대퇴내회전 체형은 하체에 힘을 줄 때 내회전 근육이 사용되면서 무릎이 안으로 돌아갑니다. 그래서 무릎의 안쪽이나 위쪽, 바깥쪽에 통증이 생기기도 합니다. 스쿼트나 런지를 할 때 무릎과 발의 정렬을 바르게 유지하되 무릎을 바깥으로 벌리려고 노력해보세요.

나의 골반은 좌우 대칭일까

다리를 꼬거나 짝다리를 짚는 습관은 골반의 균형을 깨뜨려 골반 비대칭 체형으로 만든다. 이는 결국 골반 옆 라인을 울퉁불퉁하게 하고 허벅지에 살이 잘 찌게 된다. 또한 골반 중심이 불안정해져 허리 통증이 생긴다. 골반 비대칭을 교정하려면 대칭이 될 때까지 약한 근육을 강화할 수 있도록 한 방향으로만 운동해야 한다.

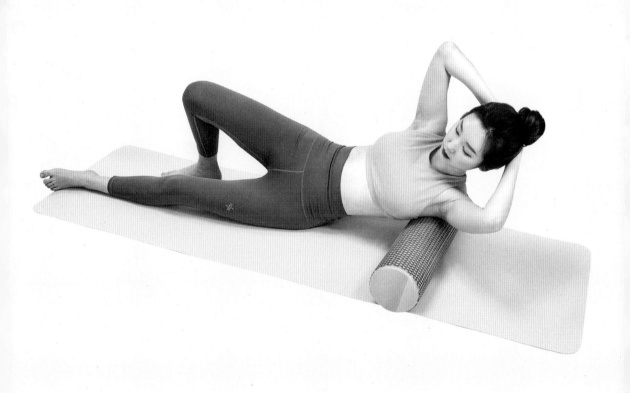

나의 골반 좌우 대칭을 알아보자

바른 자세를 가지기 위해서는 골반의 정렬이 가장 중요하다. 손으로 앞 골반을 만졌을 때 제일 튀어나온 뼈를 기준으로 좌우가 수평 상태이면 정상 정렬이다.

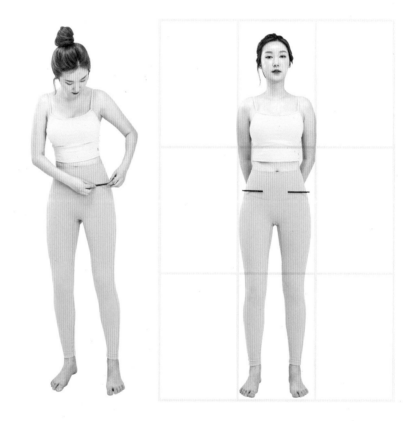

❶ 빨대를 반으로 자르고 정면에서 제일 튀어나온 골반에 가로로 붙인다.

❷ 다리를 골반 너비로 벌린 후 발과 발 사이에 선이 그어져 있다고 상상한다.

❸ 핸드폰에 격자 표시 설정을 하고 중심선을 기준으로 대칭을 맞추어 전신 사진을 찍는다.

나의 골반 좌우 대칭을 확인하자

왼쪽과 오른쪽에 붙인 빨대의 높이로 골반이 수평한지 아닌지를 알 수 있다. 양쪽의 높이가 거의 차이가 없다면 정상 정렬이고 왼쪽 빨대가 높이 있다면 왼쪽 골반이 높은 체형이다. 반대로 오른쪽 빨대가 높이 있다면 오른쪽 골반이 높은 체형이다.

결과 확인하기

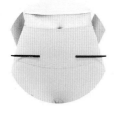

정상 정렬

양쪽 빨대의 높이가
거의 차이가 없다.

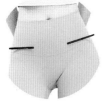

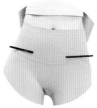

왼쪽 골반이 높은 체형

왼쪽 빨대가 높다.

오른쪽 골반이 높은 체형

오른쪽 빨대가 높다.

나의 체형분석 결과

나는 _____ 골반이 더 높다.

옆구리 늘리는 운동

엉덩이를 씰룩거리며 걸으면 골반이 계속 좌우로 흔들려 옆구리 근육이 짧아진다. 이 밖에도 잘못된 생활습관으로 인해 한쪽 골반이 유독 올라가 그 방향의 옆구리 근육이 짧아지기도 한다. 이럴 때는 수평이 될 때까지 올라간 골반 쪽의 옆구리만 스트레칭 한다. 옆구리 살이 빠지는 건 덤이다.

운동 횟수 | 좌우 10회씩   **운동 세트** | 1세트

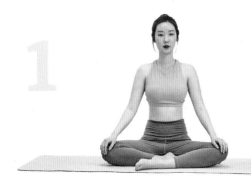

복부는 힘을 주어 납작하게 유지하고 척추와 골반을
바르게 세워 앉는다.

☑ **주의하기**
몸통이 한쪽으로 기울어
지지 않도록 주의한다.

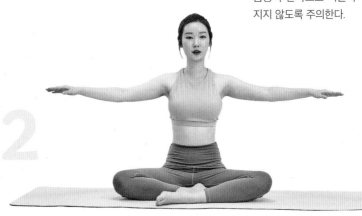

팔은 등 뒤로 넘어가지 않을 만큼만 옆으로 벌린다.

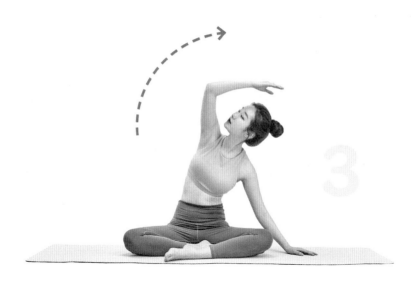

한쪽 손은 바닥에 내려놓고 반대쪽 엉덩이를 바닥에서 뜨지 않게 꾹 붙인다. 숨을 내쉬며 몸통을 옆으로 길게 늘여 팔은 반대쪽으로 길게 보낸다. 숨을 마시며 처음 자세로 돌아온다.

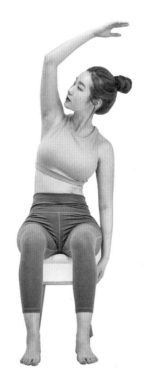

(변형
동작)

의자에 앉아서 해도 운동 효과는 같기 때문에 오래 앉아 있는 사무직 종사자나 학생도 쉽게 할 수 있다.

옆구리 살 빼는 운동

한쪽 골반이 높으면 낮은 골반 쪽 옆구리 근육이 상대적으로 길고 약하다. 이 운동은 길어져서 약화된 옆구리 근육을 강화하는 효과가 있어 골반 비대칭 체형에게 추천한다. 이 운동을 하다보면 옆구리 근육이 강화되는 것은 물론 옆구리 살도 빠질 것이다.

운동 횟수 | 좌우 15회씩   **운동 세트** | 3세트 · **준비물** | 폼롤러 또는 쿠션

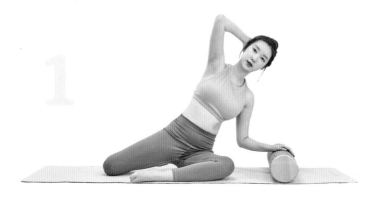

골반이 정면을 보게 유지하며 높은 골반 쪽 다리는 양반다리 하듯이 앞으로 놓고, 낮은 골반 쪽 다리는 뒤로 접는다. 한 손은 폼롤러에 얹고 반대 손은 뒤통수에 얹는다.

✅ **주의하기**

목이 심하게 꺾이지 않도록 주의한다.

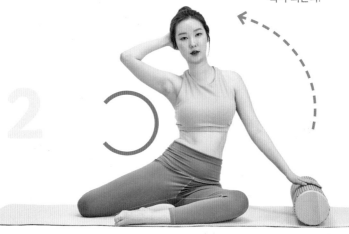

내쉬는 숨에 옆구리를 알파벳 C처럼 만든다고 상상하며 상체를 일으킨다. 숨을 마시며 정수리를 위로 뽑아내듯이 몸통을 대각선으로 길게 늘린다.

134

온도니가 알려주는 교정 운동 Q&A

Q 런지 운동을 할 때
골반 한쪽이 올라가는 것 같아요

A 평소 짝다리를 짚거나 다리를 꼬는 습관이 있다면 다리가 안으로 모여서 골반 비대칭이 심해집니다. 거울을 보며 골반뼈 앞쪽이 수평한 상태를 유지하도록 연습하면 교정할 수 있습니다. '골반 넓어지는 운동(136쪽)'을 꾸준히 하면 도움이 됩니다.

Q 하루에 몇 시간씩 운동을 해도
몸이 좋아지는 느낌이 없어요

A 운동을 오래 한다고 해서 몸이 좋아지는 것은 아닙니다. 짧은 근육이 있다면 이를 먼저 늘려야 합니다. 근육이 짧아지면 움직임이 제한되어 약한 근육에는 힘이 들어가지 않기 때문입니다. 짧은 근육을 늘린 뒤 운동을 하면 약한 근육에 힘이 들어가고 부상도 방지할 수 있습니다.

골반 넓어지는 운동

이 운동은 약해진 중둔근을 강화하여 골반 비대칭을 교정하는 데 효과가 있다. 양쪽 골반이 수평이 될 때까지 올라간 쪽의 중둔근만 강화하면 된다. 중둔근이 강화되면 골반이 넓어보인다. 뿐만 아니라 골반 옆의 울퉁불퉁한 셀룰라이트도 없앨 수 있다.

운동 횟수 | 15회   **운동 세트** | 1세트

☑ TIP

종아리에 힘이 많이 들어간다면 발목 근육의 길이와 힘, 움직임 균형이 깨져있는 상태이다. '발목 안정화 운동(166쪽, 168쪽)'을 꾸준히 병행하면 종아리 근육의 긴장을 예방할 수 있다.

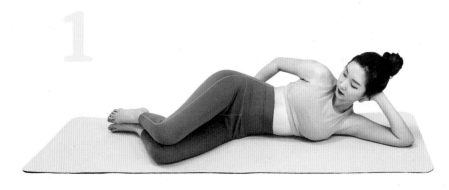

옆으로 누워서 무릎을 가슴 쪽으로 접는다.

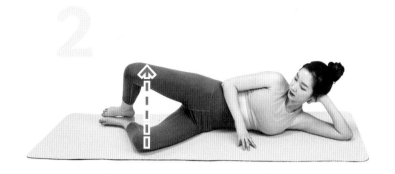

TIP

무릎이 잘 안 벌어진다면 'Y 존 스트레칭(58쪽)'을 먼저 하자. 엉덩이 옆쪽에 강한 자극도 느낄 수 있다.

숨을 내쉬며 위쪽에 있는 골반이 뒤로 넘어가지 않는 선까지 무릎을 최대한 벌린다.

주의하기

무릎을 벌릴 때 골반이 뒤로 넘어가지 않도록 한다.

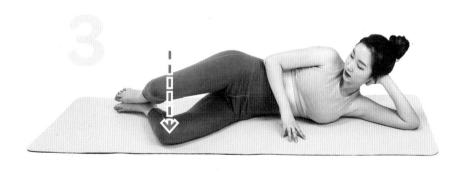

숨을 마시며 벌린 무릎을 골반 높이까지만 내린다.

긴 다리 허벅지 안쪽 운동

짝다리를 짚으면 한쪽은 몸의 중심선과 가까워지고 반대쪽 다리는 멀어져 결국 한쪽 골반이 더 올라간 골반 비대칭 체형이 된다. 또한 몸의 중앙선과 멀어지면서 허벅지 안쪽 근육인 내전근이 길어지고 약해진다. 골반 비대칭 교정 운동 중 가장 마지막 단계인 이 운동은 길어지고 약화된 내전근을 강화하는 효과가 있다. 낮은 골반 방향의 허벅지 안쪽을 강화하여 허벅지 안쪽 살을 빼는 데에도 효과적이다.

운동 횟수 | 좌우 15회씩   **운동 세트** | 3세트

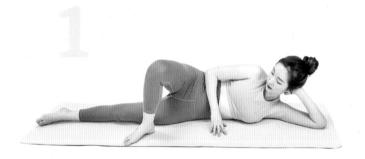

옆으로 누워서 위에 있는 다리를 뻗은 다리의 무릎 앞에 세운다. 아래에 있는 다리는 길게 펴고 무릎 뼈가 앞쪽을 보도록 한다. 머리는 팔로 지탱한다.

✅ 주의하기

아래에 있는 다리를 들어 올릴 때 다리가 앞으로 빠지면 Y존이 접혀 뻐근해진다. 엉덩이와 복부에 힘을 주고 골반 아래에 무릎과 발이 같은 선에 있도록 유지해야 한다.

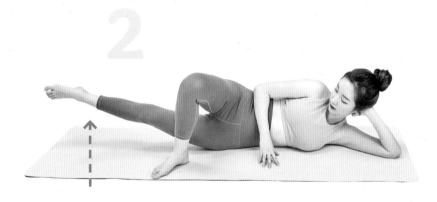

숨을 내쉬며 허벅지 안쪽 힘으로 아래에 있는 다리를 위로 올리고 숨을 마시며 올린 다리를 천천히 내린다.

온도니가 알려주는 교정 운동 Q&A

Q 브릿지 운동을 할 때 무릎이 아파요

A 무릎이 안으로 모이기 때문에 무릎이 아픈 것입니다. 발과 무릎이 바깥을 향하게 벌리는 움직임을 하면 돌아간 무릎을 교정할 수 있습니다. 대퇴내회전 체형은 평소에도 무릎을 안으로 모으는 습관이 있습니다. 이를 의식하여 두 번째 발가락과 무릎뼈 중간이 항상 같은 선에 있도록 습관화하는 것이 좋습니다.

Q 운동을 하다가 허벅지 바깥쪽에 쥐가 날 때가 있어요

A 다리가 벌어져 있는 체형이나 무릎이 바깥을 향한 체형은 운동을 하다가 허벅지 바깥쪽에 쥐가 날 수 있습니다. 엉덩이 바깥쪽 근육이 짧은 상태에서 반복적으로 사용하다 보니 근육이 손상된 것입니다. 이럴 경우 엉덩이와 골반 옆쪽을 폼롤러나 마사지공으로 마사지하거나 '엉덩이 바깥쪽 스트레칭(56쪽)'을 하는 것이 좋습니다. 무릎이 정면을 향할 수 있도록 허벅지와 골반 경사도 교정 운동을 병행하는 것도 좋습니다.

나의 무릎은 어디를 향하고 있을까

무릎이 가리키는 방향을 보면 허벅지뼈가 어느 방향으로 돌아갔는지 알 수 있다. 무릎이 정면을 향하고 있지 않다면 하체비만이나 휜다리 체형이 될 수 있고 시간이 지날수록 점점 심해져 무릎 통증까지 생길 수 있다. 허벅지뼈를 교정하기 위해 무릎이 어느 방향을 향하고 있는지를 정확히 알아야 한다.

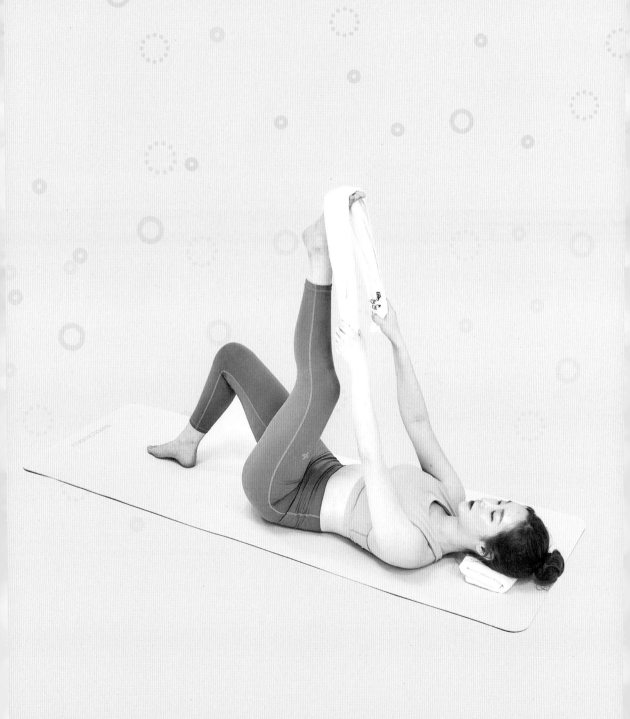

나의 무릎 방향을 알아보자

무릎의 방향은 빨대 한 개와 핸드폰만 있으면 쉽게 알아볼 수 있다. 무릎이 정면을 향하고 허벅지뼈와 정강이뼈의 각도가 일자에 가까우면 정상 정렬이다.

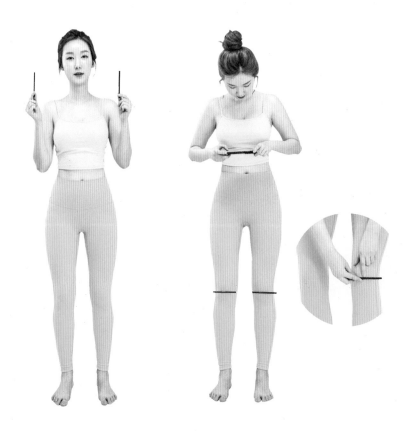

① 빨대를 반으로 자른다. 무릎 뼈 양끝에 중지 손가락을, 중간에 검지 손가락을 대어 무릎 뼈 중앙을 확인한다.

② 무릎 뼈 중앙에 빨대를 가로로 붙인다.

③ 핸드폰이 움직이지 않도록 가슴 아래에 고정하여 사진을 찍는다.

나의 무릎 방향을 확인하자

무릎 뼈 중앙에 붙인 빨대의 모양으로 무릎과 허벅지가 돌아갔는지 아닌지를 알 수 있다. 빨대 양쪽이 ― ― 모양이면 정상 체형이고 \ / 모양이면 무릎과 허벅지가 안으로 돌아간 대퇴내회전 체형, / \ 모양이면 무릎과 허벅지가 밖으로 돌아간 대퇴외회전 체형이다.

정상 체형

빨대가 ― ― 모양이다.

　　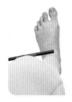

대퇴내회전 체형　　　　　　　대퇴외회전 체형

빨대가 \ / 모양이다.　　　　빨대가 / \ 모양이다.

나의 체형분석 결과

나는 _____ 체형이다.

긴 다리 위로 드는 운동

습관적으로 무릎을 오므리면 엉덩이가 뒤로 빠지고 무릎이 안으로 내회전된다. 이 운동은 중둔근의 뒷면을 강화하여 허벅지 바깥쪽 살을 빼는 데에도 효과적이다.

운동 횟수 | 좌우 15회씩 **운동 세트** | 3세트

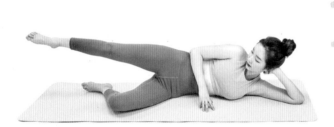

옆으로 누워서 아래에 있는 다리는 뒤로 90도 접고 윗다리는 길게 펴서 올린다. 허리가 꺾이지 않도록 엉덩이와 복부에 힘을 주고 위에 있는 다리의 무릎이 바깥을 향하도록 최대한 돌린다.

✅ **주의하기**

허리가 꺾이지 않도록 주의한다.

✅ **주의하기**

다리가 앞으로 빠지면 Y존이 접히면서 주변 근육이 뻐근해진다. 다리를 10도 정도 뒤로 보내 뒤꿈치로 벽을 닦는다고 상상하자.

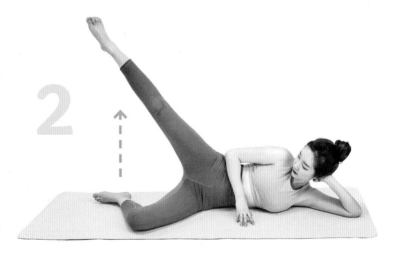

숨을 내쉬며 다리가 앞으로 나오지 않도록 주의하여 위로 올린다. 숨을 마시며 올렸던 다리를 골반 높이까지만 내린다.

개구리 다리 운동

이 운동은 무릎을 반대로 벌린 상태에서 하기 때문에 안으로 돌아간 허벅지뼈를 교정하는 효과가 있다. 허벅지 뒤쪽 살과 셀룰라이트 제거에도 효과적이다.

운동 횟수 | 15회　**운동 세트** | 3세트　**준비물** | 폼롤러

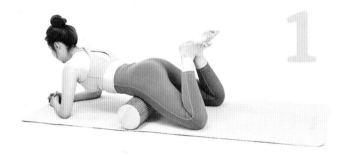

1

Y존 밑에 폼롤러를 놓은 뒤 발뒤꿈치만 붙이고 무릎은 떨어뜨려 개구리 다리를 만든다. 어깨는 끌어내리고 팔꿈치로 바닥을 밀어내서 갈비뼈가 바닥과 멀어지게 한다.

✅ **주의하기**

거북목과 어깨가 긴장하지 않도록 신경쓰며 허리 꺾임에 주의한다.

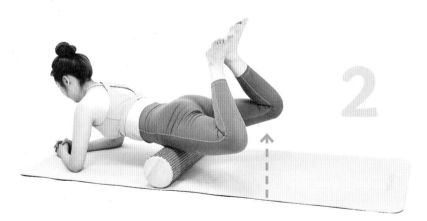

2

내쉬는 숨에 엉덩이를 조이며 무릎을 천장으로 들어 올린다. 숨을 마시며 골반을 깊숙이 접어서 엉덩이를 길게 늘여 내려온다.

다리 천장 드는 운동

무릎이 안으로 말린 체형은 엉덩이 옆쪽과 뒤쪽 전체가 약하다. 개구리 다리 운동과 마찬가지로 무릎을 벌린 상태에서 운동을 하여 엉덩이 근육을 자극하고 안으로 돌아간 허벅지 뼈를 교정할 수 있다. 엉덩이 윗부분을 키우는 데에도 효과적이다.

운동 횟수 | 15회   **운동 세트** | 3세트   **준비물** | 폼롤러

✅ 주의하기
거북목과 어깨가 긴장
하지 않도록 신경쓰며
허리 꺾임에 주의한다.

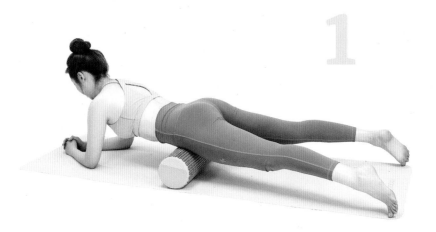

1

Y존 밑에 폼롤러를 놓은 뒤 다리를 길게 편다. 어깨는
끌어내리고 팔꿈치로 바닥을 밀어내 얼굴, 가슴, 갈비
뼈가 바닥과 멀어진 상태를 유지한다.

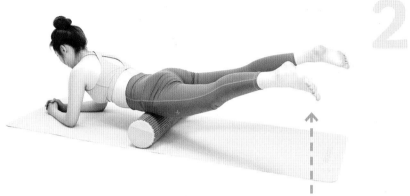

2

내쉬는 숨에 엉덩이를 조이며 다리를 위로 올린다. 숨을 마시며 고관절을 깊숙이 접어서 엉덩이를 길게 늘여 내려온다.

추가
동작

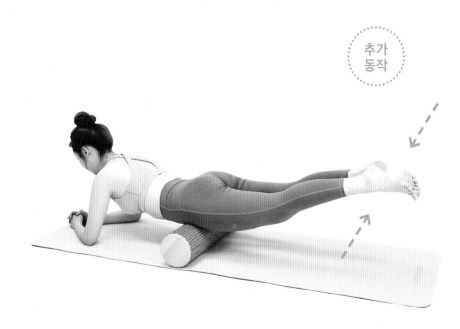

숨을 내쉬며 엉덩이와 허벅지 안쪽 근육을 사용해 박수치듯 두 다리를 모으고 숨을 마시며 다리를 넓게 벌리면 허벅지 안쪽과 뒤쪽 경계에 있는 살을 빼는 데에도 효과적이다.

다리 오므리며 앉는 운동

무릎 뼈가 바깥을 보는 체형은 엉덩이를 조일 때 쓰는 엉덩이 바깥 근육이 짧다. 이 운동은 엉덩이 바깥 근육을 늘이는 효과가 있다. 또한 바깥으로 돌아간 무릎이 정면을 향하게 해주어 대퇴외회전 체형을 교정하는 효과가 있다.

운동 횟수 | 15회   **운동 세트** | 3세트

☑ **주의하기**

통증이 없는 선까지 무릎과 발의 회전 정도를 조절한다.

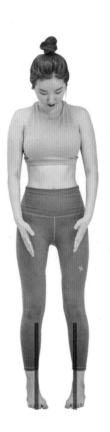

1

바로 선 상태에서 발을 ㅅ모양으로 모은 뒤 무릎 뼈의 중간과 두 번째 발가락이 같은 선에 있도록 한다.

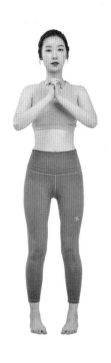

2

✅ 주의하기

어깨가 으쓱 올라가지 않
도록 한다.

발뒤꿈치에 체중을 싣고 두 손은 깍지
를 껴 가슴 앞에 놓는다.

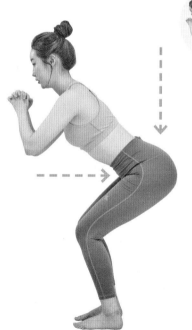

✅ 주의하기

내려갈 때 허리와 꼬
리뼈가 말리지 않도
록 정수리부터 꼬리뼈
까지 일직선이 유지될
때까지만 내려간다.

마시는 숨에 골반을 깊숙이 접어 내
려가 엉덩이를 뒤로 보낸다. 숨을 내
쉬며 뒤꿈치로 바닥을 한 번 더 꾹
눌러서 엉덩이 힘으로 올라온다.

나의 무릎은 얼마나 펴져 있을까

무릎이 심하게 펴져 있으면 평소에도 높은 구두를 신은 것처럼 허벅지 앞쪽과 종아리에 힘이 들어가 무릎에 통증이 느껴질 수 있다. 시간이 지날수록 다리가 휘거나 퇴행성관절염이 생길 수 있다. 펴진 무릎을 교정하려면 무릎이 얼마나 펴졌는지 정확히 알아야 한다.

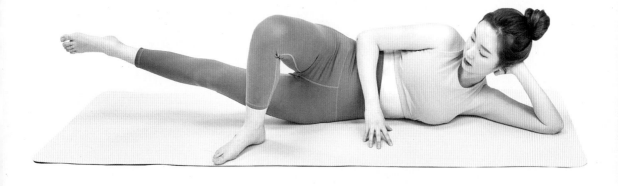

나의 무릎이 펴져 있는지 알아보자

무릎이 심하게 펴져 있거나 굽어져 있으면 허벅지와 종아리 근육의 균형이 깨진다.
하체가 흔들리면 상체까지 타격을 입게 된다. 무릎이 펴져 있는지 굽어 있는지 확인
하기 위해서는 핸드폰만 있으면 된다.

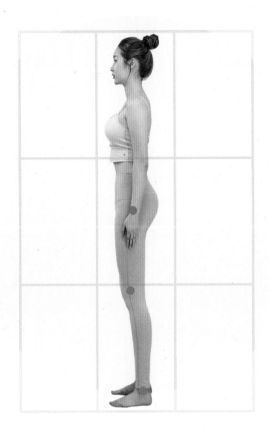

❶ 핸드폰 카메라에 격자 표시가 나오도록 설정한 뒤 옆모습 전신사진을 찍는다.

❷ 골반 옆쪽 가운데와 무릎 옆쪽 가운데, 복사뼈 옆쪽 가운데에 점을 찍는다.

❸ 세 점을 이어 선을 긋는다.

나의 체형분석 결과

나는 무릎 _____ 체형이다.

나의 무릎이 펴져 있는지 확인하자

옆모습 전신사진을 보았을 때 세로로 그은 선과 무릎이 같은 선상에 있다면 정상 정렬이다. 이때 무릎이 5~10도 정도 굽어져 있어도 정상으로 본다. 만약 무릎이 세로로 그은 선보다 앞에 있다면 무릎이 굽은 체형이고 10도 이상 뒤에 있다면 무릎이 펴진 체형인 백니 체형이다.

결과 확인하기

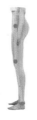

정상 정렬

무릎이 세로로 그은 선과 같은
선상에 있다.(5~10도까지 정상)

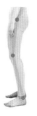

무릎이 굽은 체형

무릎이 세로로 그은 선보다
앞에 있다.

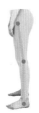

무릎이 펴진 체형(백니)

무릎이 세로로 그은 선보다
10도 이상 뒤에 있다.

허벅지 앞쪽 늘리는 운동

허벅지 앞쪽 근육을 길게 늘이는 이 운동은 허벅지 근육을 스트레칭 하면서도 강화하는 효과가 있다. 무릎이 굽은 체형에게도 추천하지만 습관적으로 무릎을 과하게 펴는 백니 체형에게 특히나 좋다. 허벅지 앞쪽이 툭 튀어나온 것을 교정하는 데에도 유용하다.

운동 시간 | 좌우 30초씩 　**운동 세트** | 3세트

✅ 주의하기

거북목과 어깨가 긴장하지 않
도록 주의하고 복부 힘이 풀리
지 않도록 한다.

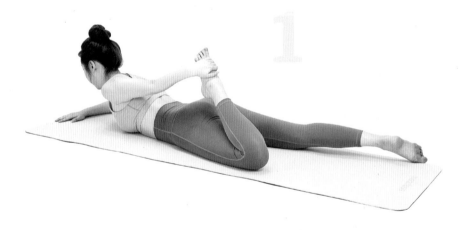

엎드려 누운 상태에서 한 손은 얼굴 아래에 두고 반
대 손은 같은 방향의 발등을 잡는다. 복부에 힘을 주
어 납작하게 유지하며 엉덩이를 조여서 Y존을 바닥
에 붙인다.

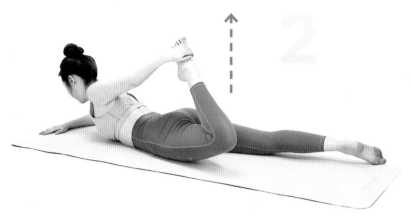

발등을 잡은 상태에서 30초 동안 무릎을 편다고 생
각하며 다리에 힘을 준다. 허벅지 앞쪽에 힘이 들어
가면서 늘어나는 느낌을 유지한다.

변형
동작

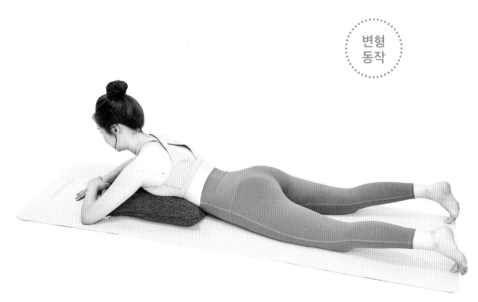

날개뼈 통증이 있다면 가슴 아래에 쿠션을 깔고 한다.

허벅지 바닥과 멀어지는 운동

무릎을 접은 상태에서 다리를 들기 때문에 짧은 허벅지 앞쪽 근육을 늘리고 약해진 엉덩이 근육을 강화하는 효과가 있어 백니 체형에게 좋다. 엉덩이 운동을 할 때 엉덩이에 자극이 없거나 허벅지에만 강한 자극이 느껴진다면 이 운동을 먼저 하자.

운동 횟수 | 15회   **운동 세트** | 3세트

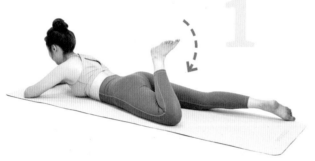

⚠ TIP

날개뼈 통증이 있다면 가슴 아래에 쿠션을 깔고 한다.

엎드려 누운 상태에서 두 손등을 포개 얼굴 아래에 둔다. 한쪽 다리를 접어서 발뒤꿈치와 엉덩이가 가까워지게 한다. 이때 올린 다리의 발목은 몸쪽으로 당긴다.

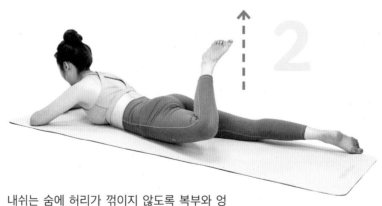

✅ 주의하기

거북목과 어깨가 긴장하지 않도록 주의하고 복부에 힘이 풀리지 않도록 한다.

내쉬는 숨에 허리가 꺾이지 않도록 복부와 엉덩이의 힘을 유지하며 무릎과 허벅지를 최대한 들어 올린다. 숨을 마시며 천천히 내린다.

아랫다리 접었다 펴는 운동

길고 약한 허벅지 뒤쪽 근육을 강화하는 효과가 있어서 백니 체형에게도 효과적인 운동
이다. 뿐만 아니라 허벅지 앞쪽과 뒤쪽의 밸런스를 맞춰주어 툭 튀어나온 앞쪽 허벅지
를 슬림하게 만든다. 툭 튀어나온 앞쪽 허벅지 고민도 해결할 수 있다.

운동 횟수 | 15회   **운동 세트** | 3세트

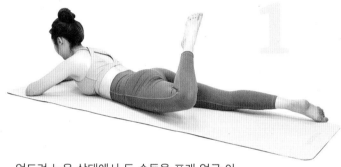

(!) **TIP**

날개뼈 통증이 있다면
가슴 아래에 쿠션을 깔
고 한다.

엎드려 누운 상태에서 두 손등을 포개 얼굴 아
래에 둔다. 허리가 꺾이지 않도록 복부와 엉덩
이에 힘을 유지하며 무릎과 허벅지를 최대한
들어 올린다.

☑ **주의하기**

거북목과 어깨가 긴장
하지 않도록 주의하고
복부에 힘이 풀리지 않
도록 한다.

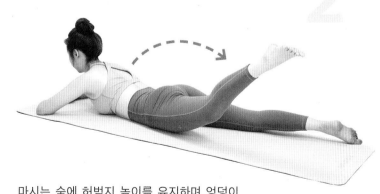

마시는 숨에 허벅지 높이를 유지하며 엉덩이
힘으로 들어 올린 다리를 편다. 숨을 내쉬며 들
어 올린 다리를 접어서 허벅지 뒤쪽 근육을 수
축한다.

나의 발가락은
어디를 향하고
있을까

발가락이 가리키는 방향을 보면 발이 어느 방향으로 돌아갔는지 알 수 있다. 발가락이 정면을 향하지 않는다면 무릎 통증이 느껴지거나 다리가 휠 수 있다. 시간이 지나면 퇴행성 관절염까지 생길 수도 있다. 발이 정면으로 향하도록 교정하려면 발가락의 방향을 아는 것이 먼저다.

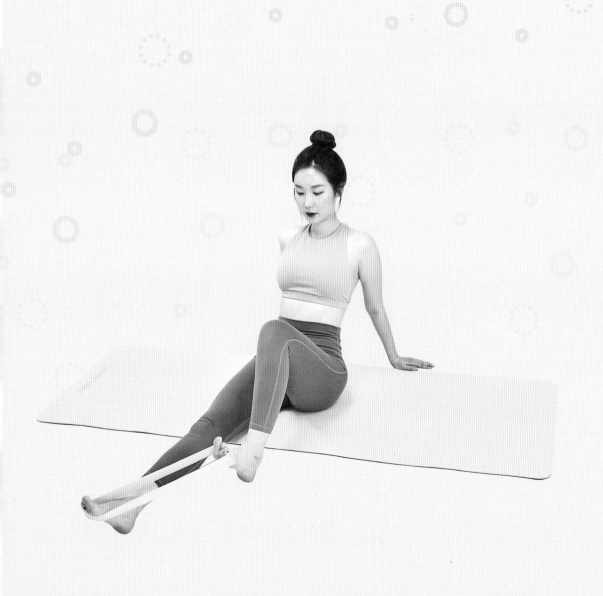

나의 발가락 방향을 알아보자

발가락의 방향을 확인하기 위해 무릎 뼈 양 끝에 중지 손가락을, 중간에 검지 손가락을 대어 무릎 뼈의 중앙을 찾은 뒤 빨대를 수직으로 붙인다. 평소와 같이 서서 핸드폰으로 정면 사진을 찍으면 된다.

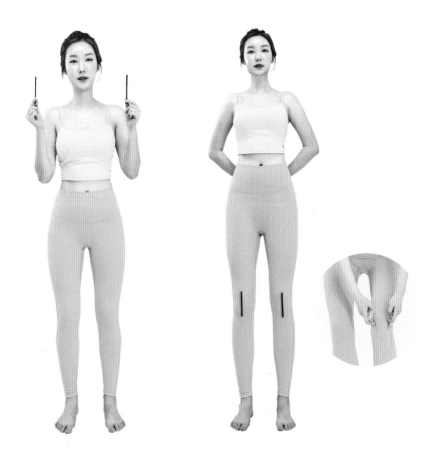

나의 체형분석 결과

나는 발 _____ 체형이다.

나의 발가락 방향을 확인하자

발가락의 방향은 결국 발이 돌아간 방향과 같다. 사진을 보았을 때 발가락이 정면을
향해 있고 무릎 뼈에 붙인 빨대와 두 번째 발가락이 같은 선상에 있다면 정상 정렬이
다. 만약 빨대보다 발가락이 바깥쪽에 있다면 발 외회전 체형이고, 안쪽에 있다면 발
내회전 체형이다.

결과 확인하기

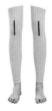

정상 정렬

발목 가운데와 두 번째 발가락
그리고 빨대가 같은 선에 있다.

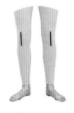

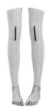

발 외회전 체형

빨대보다 발가락이
바깥쪽에 있다.

발 내회전 체형

빨대보다 발가락이
안쪽에 있다.

일자 다리 운동

골반부터 발목까지 균형이 깨지면 발이 안쪽이나 바깥쪽으로 돌아간다. 이 운동은 발이 바닥에 고정된 상태로 있기 때문에 무릎이 정면을 유지하게 되어 틀어진 하체를 교정할 수 있다. 특정 체형에 관계 없이 모든 체형에 좋다.

운동 횟수 | 15회   **운동 세트** | 3세트

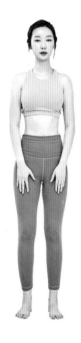

1

발을 골반 너비 11자로 벌리고 무릎 뼈의 중간과 두 번째 발가락을 같은 선에 둔다. 무릎은 살짝 굽히고 상체를 세운 뒤 발뒤꿈치에 체중을 싣는다.

✔ **주의하기**

무릎을 쫙 펴지 않도록 주의하며 발뒤꿈치에 항상 힘을 싣는다.

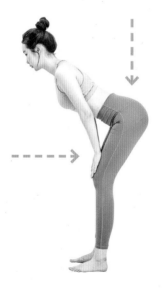

2

마시는 숨에 골반을 깊숙이 접어서 내려가며 엉덩이를 내민다. 허리와 꼬리뼈가 말리지 않도록 주의하며 정수리부터 꼬리뼈까지 일직선이 유지될 때까지만 내려간다. 숨을 내쉬며 뒤꿈치로 바닥을 꾹 눌러서 엉덩이 힘으로 올라온다.

Q 일자 다리 운동을 할 때 무릎이 아파요

A 백니 체형은 발목이 까치발을 한 것처럼 펴져 있기 때문에 종아리와 허벅지 앞쪽 근육이 짧아져 있는 상태입니다. 그래서 일자 다리 운동 중 내려갈 때 무게중심이 앞으로 쏠리면서 종아리와 허벅지 앞쪽 근육이 두꺼워지고 무릎에 통증이 생깁니다. 이럴 경우 종아리 스트레칭을 꾸준히 하여 발등이 종아리와 가까워지게 하는 것이 좋습니다. 또한 무릎을 심하게 펴면 무릎 주변에 힘이 많이 들어가므로 살짝 굽혀 긴장을 풀고 서있는 것이 좋습니다.

Q 무의식 중에 발이 브이 모양으로 벌어져요

A 무릎 중앙선보다 발이 바깥을 향해 있다면 양쪽 발의 대칭이 맞지 않습니다. 그래서 발이 11자가 아닌 브이 모양으로 벌어지게 됩니다. 이렇게 발과 무릎의 정렬이 맞지 않으면 무릎에 통증이 생길 수 있습니다. 이럴 경우 발가락이 정면을 향하게 하고 양쪽 발을 수평하게 유지하여야 합니다. '일자 다리 운동(162쪽)'을 꾸준히 하면 무릎과 발을 동시에 교정할 수 있습니다.

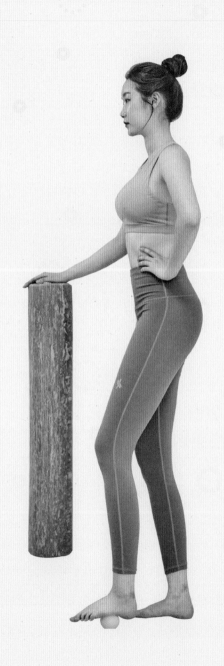

내 몸 속
작은 골반,
발목을 위한 운동

'휜 다리가 심하다', '종아리에 힘이 많이 들어가고 점점 두꺼워진다', '골반이 틀어졌다', '무릎이 아프다' 이중 하나라도 해당하는 사항이 있다면 종아리와 발목이 스트레칭 되고 가동성과 근력을 강화시키는 발목 안정화 운동을 반드시 해야 한다. 발목 안정화 근육이 약해지면 체형 불균형이 더욱 심해진다. 우리 몸은 서로 밀접한 관계에 있다. 교정 효과를 빠르고 확실하게 보려면 방해 요소를 함께 해결해야 한다. 골반 교정 운동, 일자 다리 교정 운동, 발목 안정화 운동을 함께하는 것을 추천한다.

발등 당기는 운동

정강이 앞쪽에 뻐근한 통증이 있거나 무릎 통증 또는 무릎 뒤 오금 통증이 있는 사람, 종아리 바깥쪽에 힘이 많이 들어가고 발목을 자주 삐는 사람, 백니 체형인 사람에게 효과적인 운동이다. 정강이 통증이 있다면 '종아리 스트레칭(62쪽)'을 하고 난 뒤 이 운동을 하는 것이 좋다.

운동 시간 | 좌우 30초씩 **운동 세트** | 3세트 **준비물** | 오밴드나 스타킹

> **⚠ TIP**
> 백니 체형은 무릎을 살
> 짝 굽혀야 무릎 통증을
> 예방할 수 있다.

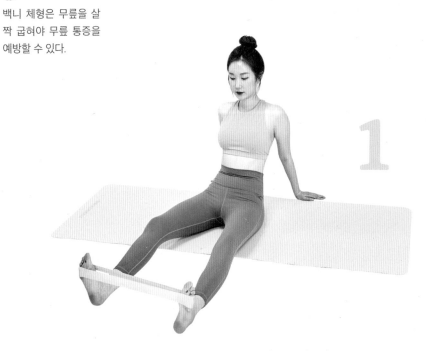

다리를 앞으로 뻗고 앉아 발바닥에 오밴드를 끼운다.

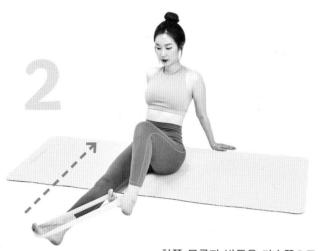

(!) TIP
팔꿈치를 살짝 구부린다.

한쪽 무릎과 발등을 가슴쪽으로 당긴 후 30초
동안 버틴다.

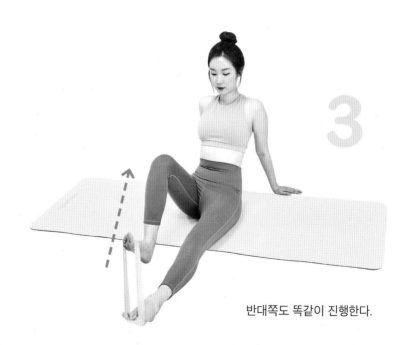

반대쪽도 똑같이 진행한다.

정강이 옆 강화 운동

신발 뒤꿈치 바깥쪽이 유독 심하게 닳거나 종아리 바깥쪽에 힘이 많이 들어가는 사람, 발목을 자주 삐고 발의 무게 중심이 바깥쪽에 많이 실리는 사람, 발등이 높거나 백니 체형인 사람은 정강이 옆 근육을 강화하여 하체의 균형을 맞추어야 한다.

운동 시간 | 1분   **운동 세트** | 3세트   **준비물** | 오밴드나 스타킹

(!) **TIP**
백니 체형은 무릎을 살짝 굽혀야 무릎 통증을 예방할 수 있다.

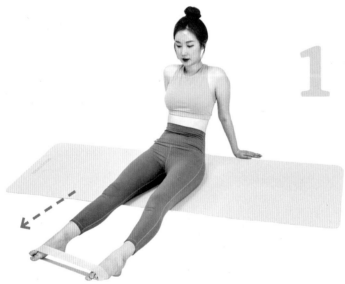

1

다리를 앞으로 뻗고 앉아 발바닥에 오밴드를 끼운 뒤 발끝을 밀어낸 상태를 유지한다.

✓ **주의하기**
무릎이 안으로 말리지 않도록 주의한다.

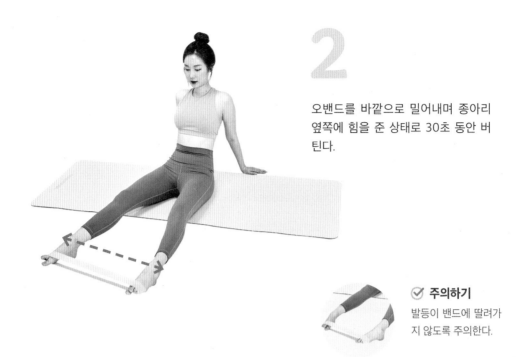

2

오밴드를 바깥으로 밀어내며 종아리 옆쪽에 힘을 준 상태로 30초 동안 버틴다.

✅ **주의하기**
발등이 밴드에 딸려가 지 않도록 주의한다.

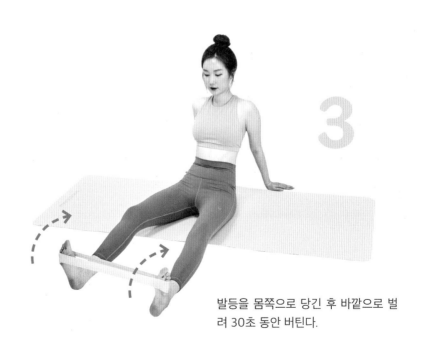

3

발등을 몸쪽으로 당긴 후 바깥으로 벌려 30초 동안 버틴다.

평발 교정 마사지

신발 안쪽이 유독 심하게 닳거나 무릎 통증이 있는 사람, 발의 무게 중심이 안쪽에 많이
실리고 발등이 낮은 평발인 사람에게 추천하는 마사지이다. 발바닥의 안쪽에 라인을 살
려주어 바닥과 가까워진 평발 체형을 교정하는 효과가 있다. 발이 바깥으로 돌아간 평
발 체형이라면 변형 동작을 함께 하는 것이 좋다.

운동 시간 | 좌우 1분씩　**운동 세트** 1세트　**준비물** | 폼롤러나 의자, 작은 공이나 아령

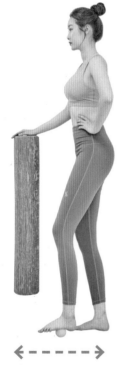

1

✅ **주의하기**
지탱하는 다리는 너무
쫙 펴지 않도록 한다.

한 손으로 폼롤러나 의자를 잡고 서
서 한쪽 발로 공이나 아령을 밟는다.
발바닥 안쪽으로 지그시 누르며 위아
래로 굴린다.

추가
동작

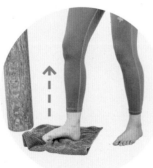

✅ **주의하기**
발가락만 오므리지 않
도록 주의한다.

평발 체형을 교정하려면 발로 수건
을 밟은 뒤 발등이 천장으로 솟을
정도로 수건을 강하게 움켜쥐었다
가 천천히 힘을 푸는 것을 10번씩
3세트 진행한다.

발바닥 안쪽 강화 운동

평발은 발바닥에 오목하게 들어간 부분이 없어 무게 중심이 안쪽으로 치우치게 되어 쉽
게 피곤해지고 통증이 생긴다. 발바닥 안쪽 근육을 강화하면 통증을 완화시킬 수 있다.

운동 시간 | 좌우 30초씩   **운동 세트** | 3세트   **준비물** | 오밴드나 스타킹

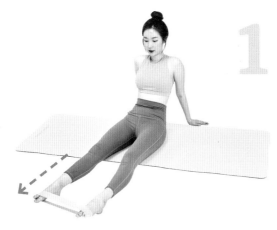

1

✅ **주의하기**
무릎이 안으로 말리지 않
도록 주의한다.

다리를 앞으로 뻗고 앉아 발바닥에 오밴
드를 끼운다. 발끝을 밀어낸 상태를 유지
한다.

2

무릎은 살짝 굽히고 두 다리를 교
차해서 밴드가 팽팽해지는 것을 느
끼며 30초 동안 버틴다. 반대쪽도
똑같이 반복한다.

Chapter 03

불편함 없는
생활을 위한
통증별 운동 처방

골반 좌우 비대칭 교정하기

스쿼트를 할 때 골반이 한쪽으로 기운다면 기운 쪽의 골반이 올라가 있는 상태이다. 이 상태로 스쿼트를 하면 생각하는 만큼의 운동 효과는 거두지 못한 채 다리의 불균형만 심해질 것이다. 골반 비대칭 교정으로 골반 대칭을 먼저 맞추는 것이 급선무다.

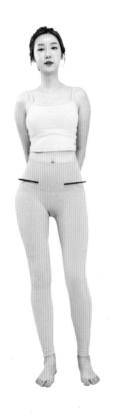 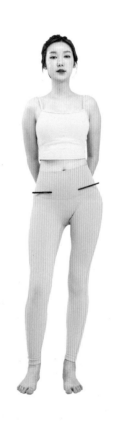

오른쪽 골반이 높은 체형	짧아진 근육	오른쪽 옆구리 근육, 오른쪽 허벅지 안쪽 근육
	늘어난 근육	왼쪽 옆구리 근육, 왼쪽 허벅지 안쪽 근육
왼쪽 골반이 높은 체형	짧아진 근육	왼쪽 옆구리 근육, 왼쪽 허벅지 안쪽 근육
	늘어난 근육	오른쪽 옆구리 근육, 오른쪽 허벅지 안쪽 근육
이 자세만은 하지 말자!	다리 꼬기, 짝다리 짚기, 옆으로 누워 팔베개 하기	

132P

옆구리 늘리는 운동

높은 골반 쪽 옆구리 늘리기

134P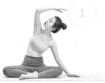

옆구리 살 빼는 운동

낮은 골반 쪽
옆구리 강화하기

136P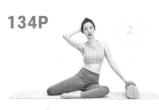

골반 넓어지는 운동

높은 골반 쪽의
중둔근 강화하기

138P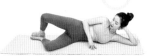

긴 다리 허벅지 안쪽 운동

낮은 골반 쪽
허벅지 강화하기

090P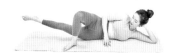

척추 웨이브 운동

척추와 고관절
유연성 키우기

갈비뼈 좌우 비대칭 교정하기

골반이 비대칭한 상태이면 허리가 옆으로 휘어 한쪽 등에만 힘이 들어가면서 그 방향의 갈비뼈가 커진다. 이 상태에서 계속 상체 운동을 하면 등의 균형이 깨진다. 양쪽 등의 균형을 먼저 잡은 뒤 등 근육 운동을 하면 통증도 없고 부상도 방지할 수 있다.

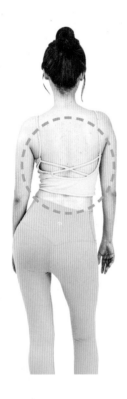
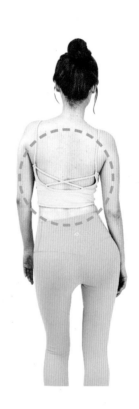

오른쪽 갈비뼈가 큰 체형	짧아진 근육	왼쪽 갈비뼈 근육
	늘어난 근육	오른쪽 갈비뼈 근육
왼쪽 갈비뼈가 큰 체형	짧아진 근육	오른쪽 갈비뼈 근육
	늘어난 근육	왼쪽 갈비뼈 근육
이 자세만은 하지 말자!	다리 꼬기, 짝다리 짚기, 옆으로 누워서 팔베개 하기	

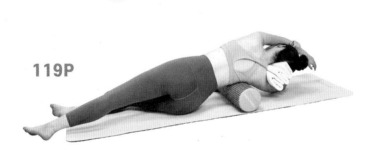

119P

작은 등 운동

작은 등 쪽 갈비뼈 사이 늘리기

갈비뼈 쉬프트 교정하기

복근 운동을 할 때 유독 한쪽 허리가 아픈 사람이 있다. 상체가 옆으로 이동했기 때문이다. 이때 휘지 않은 쪽의 허리가 상체의 무게를 고스란히 감당하기에 허리 통증이 느껴진다. 이때는 복근 운동보다 상체의 중심을 맞추는 것에 집중하며 허리의 균형을 잡아야 한다.

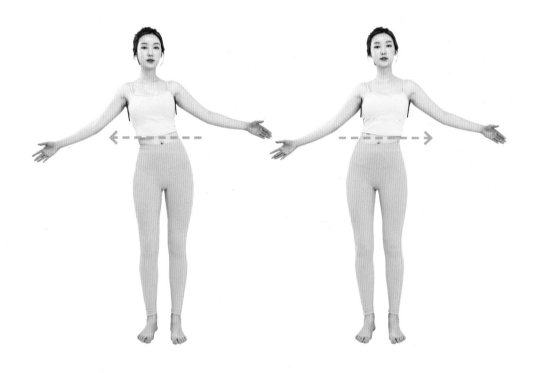

오른쪽으로 쉬프트 체형	짧아진 근육	오른쪽 옆구리 근육, 왼쪽 옆구리 뒤쪽 근육
	늘어난 근육	오른쪽 복부 근육
왼쪽으로 쉬프트 체형	짧아진 근육	왼쪽 옆구리 근육, 오른쪽 옆구리 뒤쪽 근육
	늘어난 근육	왼쪽 복부 근육
이 자세만은 하지 말자!	크로스 가방 매기, 한쪽으로 치우쳐서 앉기	

118P

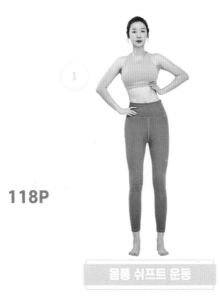

몸통 쉬프트 운동

골반과 갈비뼈
가운데로 밀면서 호흡하기

갈비뼈 회전 교정하기

몸통이 한쪽으로 돌아가면 복근 운동을 해도 양쪽의 자극이 다르고 복근의 대칭이 맞지 않게 된다. 그렇게 되면 복부의 근육 길이와 움직임의 정도, 힘이 달라지기 때문에 바른 자세를 습관화하는 것이 필요하다.

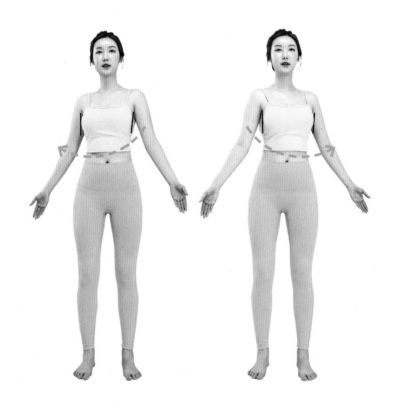

오른쪽으로 회전 체형	짧아진 근육	왼쪽 복부 바깥쪽 근육
	늘어난 근육	오른쪽 복부 안쪽 근육
왼쪽으로 회전 체형	짧아진 근육	오른쪽 복부 바깥쪽 근육
	늘어난 근육	왼쪽 복부 안쪽 근육
이 자세만은 하지 말자!	몸을 회전하여 오랜 시간 앉기, 옆으로 눕기	

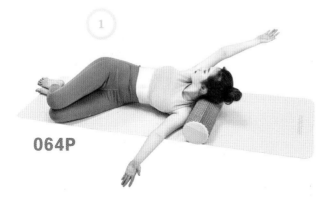

064P

가슴 활짝 여는 스트레칭

돌아간 몸통의
반대 방향으로 돌리기

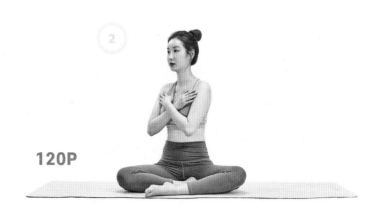

120P

몸통 회전 운동

반대 방향으로 돌리기

전방경사 체형

누워서 다리를 내릴 때 허리에 통증이 있다면, 굴곡이 있어야 할 허리가 심하게
펴진 상태로 굳어버린 전방경사 체형이다. 짧아진 허리 근육이 반복적으로 사용
되면서 근육 손상이 온 것이다. 이때는 짧아지고 긴장된 허리와 고관절 근육을 풀
어준 뒤 약해진 복부와 엉덩이 근육을 강화해야 한다.

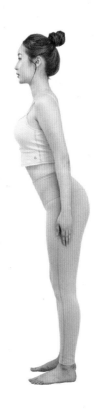

전반경사 체형	짧아진 근육	허리 근육, 고관절 근육
	늘어난 근육	복부 근육, 엉덩이 근육
이 자세만은 하지 말자!	몸 앞으로 빼고 앉기, 하이힐 신기	

090P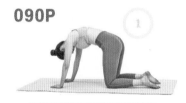

척추 웨이브 운동

굳은 척추와 골반
유연성 키우기

058P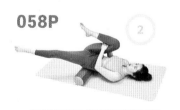

Y존 스트레칭

짧은 고관절 근육 늘리기

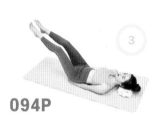

094P

아랫배 운동

긴 복부 근육 강화하기

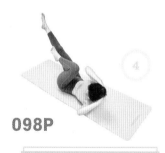

098P

허리를 얇게 만드는 운동

긴 복부 근육 강화하기

136P

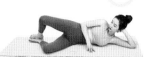

골반 넓어지는 운동

긴 엉덩이 근육 강화하기

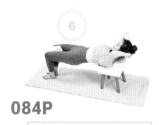

084P

높은 등 브릿지 운동

긴 엉덩이 근육 강화하기

후방경사 체형

상체를 숙일 때 허리가 아프다면 엉덩이 근육이 짧고 꼬리뼈와 허리가 바닥을 향해 둥글게 말린 후방경사 체형이다. 짧은 엉덩이 근육이 허리 근육을 바닥으로 끌어당겨 통증을 유발하는 것이다. 엉덩이 근육을 풀어 골반의 움직임을 자유롭게 한 뒤 허리 근육을 강화하는 것이 좋다.

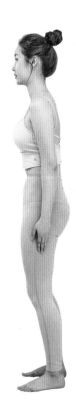

후방경사 체형	짧아진 근육	복부 근육, 엉덩이 근육
	늘어난 근육	고관절 근육, 허리 근육
이 자세만은 하지 말자!	허리 둥글게 말고 앉기, 스쿼트 후 엉덩이 쥐어짜기	

055P

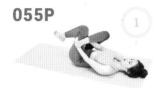

엉덩이 스트레칭

고관절 근육 유연성 키우기

063P

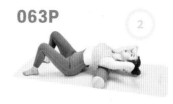

복근 스트레칭

짧은 엉덩이 근육 늘려
허리 아치 만들기

090P

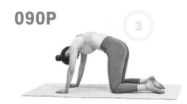

척추 웨이브 운동

굳은 척추와 골반
유연성 키우기

088P

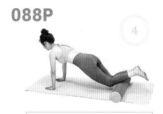

엎드려 무릎 드는 운동

코어 근육 강화하기

104P

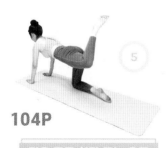

접은 무릎 천장 드는 운동

짧은 엉덩이 근육
늘리며 강화하기

162P

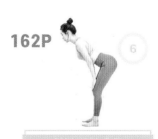

일자 다리 운동

짧은 엉덩이 근육 늘려
허리 아치 만들기

스웨이백 체형

허리 통증으로 골반을 자꾸 앞으로 뺀다면 골반이 앞으로 나오고 등이 뒤로 밀려난 스웨이백 체형이다. 등이 뒤로 밀려나며 굽어지고 가슴 근육은 짧아진다. 이 체형은 운동 전에 긴장된 가슴 근육을 풀어준 뒤 약해진 등 근육과 골반이 앞으로 나오면서 약해진 복부를 강화하는 것이 좋다.

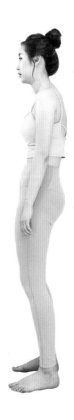

스웨이백 체형	짧아진 근육	엉덩이 근육, 복부 위쪽 근육, 어깨 올림 근육
	늘어난 근육	복부 아래쪽 근육, 복부 바깥쪽 근육, 어깨 내림 근육
이 자세만은 하지 말자!	무거운 물건 골반으로 받쳐 들기	

046P ①

등 마사지

등 근육 긴장 풀기

063P ②

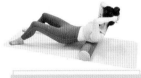

복근 스트레칭

복부 근육 긴장 풀기

064P ③

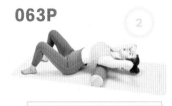

가슴 활짝 여는 스트레칭

가슴과 어깨 긴장 풀기

049P ④

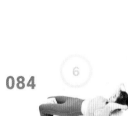

뒤통수가 시원해지는 마사지

목 긴장 풀기

066P ⑤

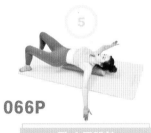

팔 스트레칭

어깨 긴장 풀기

084 ⑥

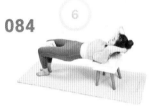

높은 등 브릿지 운동

골반과 등 중심선 맞추기

112P ⑦

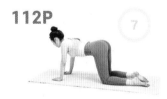

바닥 미는 운동

날개뼈 정렬 맞추기

090P ⑧

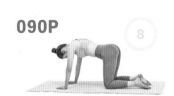

척추 웨이브 운동

굳은 척추와 골반
유연성 키우기

126P ⑨

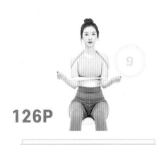

오밴드 팔 운동

등과 어깨 근육 강화하기

대퇴내회전 체형

이 체형은 다리뼈의 각도는 틀어짐이 없어 일자 다리에 가깝다. 그러나 허벅지뼈는 안으로 돌아가 있는 상태이다. 대퇴내회전 근육이 짧아져 있기 때문이다. 이를 늘리는 운동과 돌아간 허벅지뼈를 교정하는 운동을 병행하는 것이 좋다.

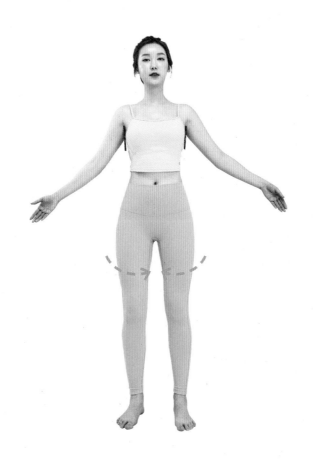

대퇴내회전 체형	짧아진 근육	허벅지 안쪽 근육
	늘어난 근육	엉덩이 바깥쪽 근육
이 자세만은 하지 말자!	무릎 안으로 오므리기, 옆으로 눕기	

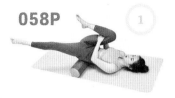

058P

Y존 스트레칭

고관절 근육 유연성 키우기

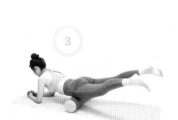

145P

개구리 다리 운동

허벅지 안쪽 근육 강화하기

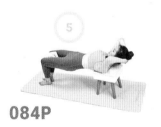

146P

다리 천장 드는 운동

허벅지 안쪽 근육 강화하기

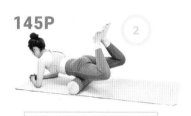

147P

다리 천장 드는 운동 추가 동작

허벅지 안쪽 근육 강화하기

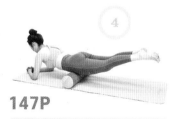

084P

높은 등 브릿지 운동

긴 엉덩이 근육 강화하기

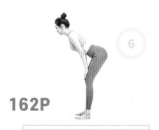

162P

일자 다리 운동

돌아간 다리와
발 중심선 맞추기

대퇴내회전 오다리 체형

무릎이 안으로 마주보고 있고 허벅지 뼈와 정강이 뼈의 각도가 'O' 모양이다. 엉덩이를 조이는 근육이 약하고 팔자로 걷는 습관이 있는 사람에게 자주 보이는 체형이다. 엉덩이와 허벅지 근육을 강화하고 발목 안정화 운동으로 균형이 깨진 하체를 보완하는 것이 좋다.

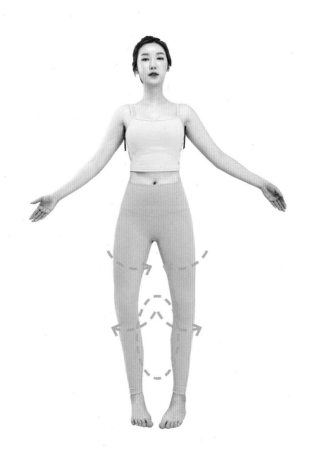

대퇴내회전 오다리 체형	짧아진 근육	허벅지 안쪽 근육
	늘어난 근육	엉덩이 바깥쪽 근육, 발목 외측 안정화 근육
이 자세만은 하지 말자!	무릎 오므리기, 무릎 쫙 펴기, 옆으로 눕기	

058P

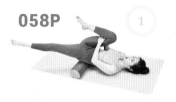

Y존 스트레칭

고관절 근육 유연성 키우기

136P

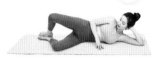

골반 넓어지는 운동

긴 엉덩이
바깥쪽 근육 강화하기

144P

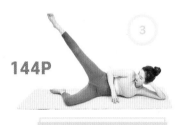

긴 다리 위로 드는 운동

허벅지 안쪽 근육 강화하기

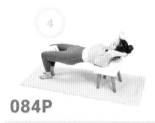

084P

높은 등 브릿지 운동

긴 엉덩이
안쪽 근육 강화하기

166P

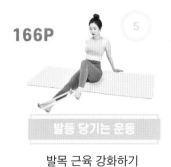

발등 당기는 운동

발목 근육 강화하기

168P

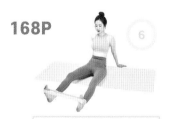

정강이 옆 강화 운동

발목과 정강이 근육
강화하기

대퇴내회전 엑스오다리 체형

무릎이 안으로 마주보고 있으며 무릎까지 허벅지가 가까워져 있고 정강이는 벌어져 있다면 대퇴내회전 엑스오다리 체형이다. 오다리와 엑스다리가 결합된 것으로 무릎 안쪽의 뼈가 맞닿아 있고 정강이뼈가 튀어 나와있다. 허벅지 안쪽 근육을 늘리고 엉덩이 바깥쪽을 강화한 뒤 발목 안정화 운동으로 하체의 균형을 맞추는 것이 좋다.

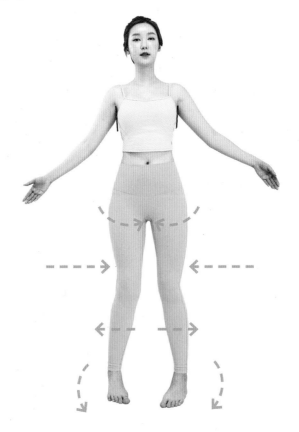

대퇴내회전	짧아진 근육	허벅지 안쪽 근육, 허벅지 바깥쪽 근육
엑스오다리 체형	늘어난 근육	엉덩이 바깥쪽 근육, 발목 외측 안정화 근육
이 자세만은 하지 말자!	무릎 오므리기, 무릎 쫙 펴기, 옆으로 눕기	

058P ①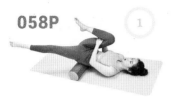

Y존 스트레칭

고관절 근육 유연성 키우기

136P ②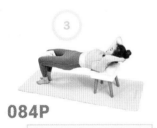

골반 넓어지는 운동

긴 엉덩이 바깥쪽
근육 강화하기

084P ③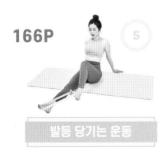

높은 등 브릿지 운동

긴 엉덩이 안쪽
근육 강화하기

162P ④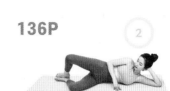

일자 다리 운동

다리 정렬 교정하기

166P ⑤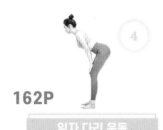

발등 당기는 운동

발목 근육 강화하기

168P ⑥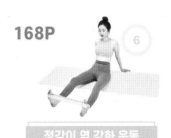

정강이 옆 강화 운동

발목과 정강이 근육 강화하기

대퇴외회전 엑스다리 체형

무릎이 바깥을 보고 있고 허벅지 뼈와 정강이 뼈가 'X'모양이라면 대퇴외회전 엑스다리 체형이다. 이 체형은 무릎 안쪽 뼈가 맞닿아 있고 무릎이 쫙 펴진 특징이 있다. 엉덩이 바깥 근육을 늘리고 허벅지 안쪽 근육을 강화한다.

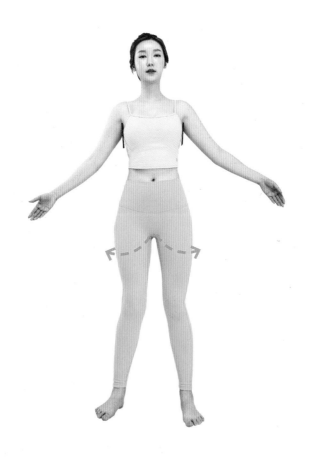

대퇴외회전 엑스다리 체형	짧아진 근육	엉덩이 바깥쪽 근육
	늘어난 근육	허벅지 안쪽 근육
이 자세만은 하지 말자!	스쿼트에서 일어나는 자세와 같이 엉덩이 바깥쪽 근육 수축하기, 책상 위에 다리 올리기	

154P ①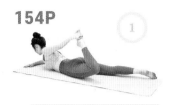

허벅지 앞쪽 늘리는 운동

짧은 허벅지 근육 늘리기

156P ②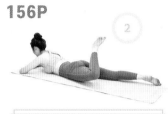

허벅지 바닥과 멀어지는 운동

긴 엉덩이 근육 강화하기

157P ③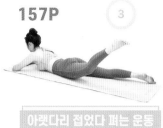

아랫다리 접었다 펴는 운동

긴 허벅지 근육 강화하기

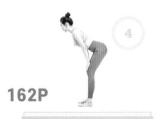

162P ④

일자 다리 운동

다리 정렬 교정하기

062P ⑤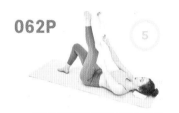

종아리 스트레칭

짧은 종아리 근육
늘리며 강화하기

166P ⑥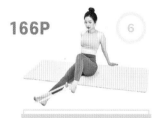

발등 당기는 운동

발목 근육 강화하기

168P ⑦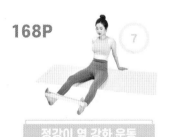

정강이 옆 강화 운동

발목과 정강이 근육 강화하기

대퇴외회전 오다리 체형

무릎이 바깥을 보고 있고 허벅지 뼈와 정강이 뼈가 'O' 모양이라면 대퇴외회전 오다리 체형이다. 이 체형은 무릎 안쪽 뼈가 멀어져 있고 무릎이 굽어 있다. 다리를 오므리는 동작으로 바깥을 보고 있는 휘어진 무릎을 교정하는 것이 좋다.

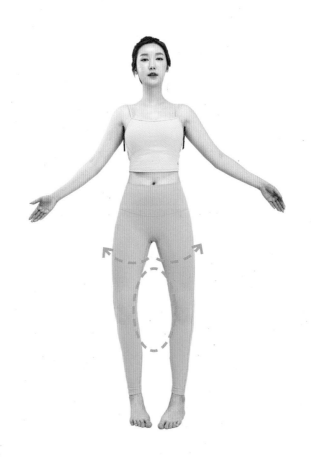

대퇴외회전 오다리 체형	짧아진 근육	엉덩이 바깥쪽 근육
	늘어난 근육	허벅지 안쪽 근육, 발목 외측 안정화 근육
이 자세만은 하지 말자!	스쿼트에서 일어나는 자세와 같이 엉덩이 바깥쪽 근육 수축하기	

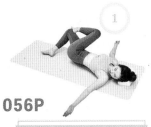

056P

`엉덩이 바깥쪽 스트레칭`

짧은 허벅지 뒤쪽
근육 늘리기

054P

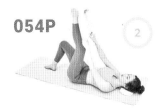

`종아리 스트레칭`

짧은 허벅지 뒤쪽
근육 늘리기

166P

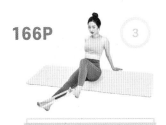

`발등 당기는 운동`

발목 근육 강화하기

168P

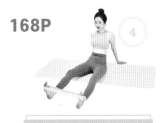

`정강이 옆 강화 운동`

발목과 정강이 근육 강화하기

148P

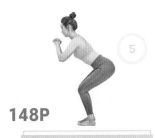

`다리 오므리며 앉는 운동`

허벅지 뼈 정렬 맞추기

백니 체형

과하게 무릎이 펴진 백니 체형은 허벅지 앞쪽과 종아리 근육이 짧기 때문에 허벅
지 앞쪽과 종아리가 두껍고 무릎이나 오금이 저리고 아플 수 있다. 평소에 바르게
서고 걷기를 반복하여 올바른 자세를 습관화하면 체형을 교정할 수 있다.

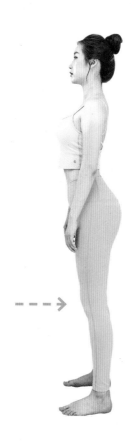

백니 체형	짧아진 근육	허벅지 앞쪽 근육, 종아리 근육
	늘어난 근육	허벅지 뒤쪽 근육
이 자세만은 하지 말자!	무릎 쫙 펴기, 책상 위에 다리 올리기	

154P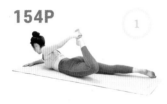

허벅지 앞쪽 늘리는 운동

짧은 허벅지 근육 늘리기

156P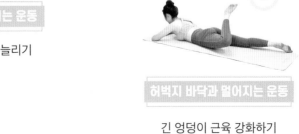

허벅지 바닥과 멀어지는 운동

긴 엉덩이 근육 강화하기

157P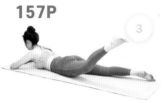

아랫다리 접었다 펴는 운동

긴 허벅지 근육 강화하기

062P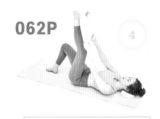

종아리 스트레칭

짧은 종아리 근육
늘리며 강화하기

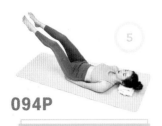

094P

아랫배 운동

긴 복부 근육 강화하기

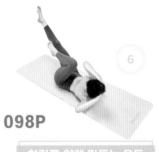

098P

허리를 얇게 만드는 운동

긴 복부 근육 강화하기

굽은 등, 거북목, 라운드 숄더 체형

등이 굽으면 승모근이 커지기 쉽고 등살이 잘 찌며, 거북목 체형은 뒷목이나 턱 아래에 살이 잘 찐다. 라운드 숄더는 겨드랑이 옆의 부유방과 팔뚝 살이 잘 찐다. 평소 바르게 서고 걷고 앉는 것을 습관화하여 근육의 불균형을 바로 잡도록 한다.

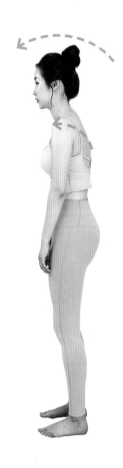

굽은 등, 거북목, 라운드 숄더 체형	짧아진 근육	뒷목 근육, 가슴 근육, 어깨 올림 근육
	늘어난 근육	턱 아래쪽 근육, 등 근육, 팔 뒤쪽 근육
이 자세만은 하지 말자!	등 구부정하게 있기, 엎드려 눕기, 무거운 물건 골반으로 받쳐 들기	

046P ①

등 마사지

등 근육 긴장 풀기

063P ②

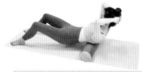

복근 스트레칭

복부 근육 긴장 풀기

064P ③

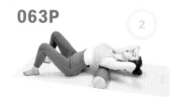

가슴 활짝 여는 스트레칭

가슴과 어깨 긴장 풀기

④

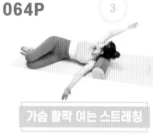

066P

팔 스트레칭

어깨 긴장 풀기

051P ⑤

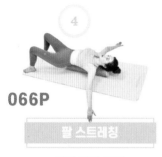

흉쇄유돌근 마사지

목과 어깨 근육 이완하기

053P ⑥

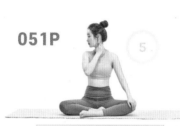

사각근 마사지

목과 어깨 근육 이완하기

069P ⑦

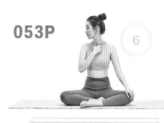

견갑거근 스트레칭

목 근육 이완하기

072P ⑧

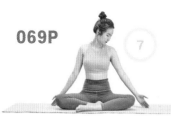

깊은목굽힘근 스트레칭

목 근육 이완하기

⑨

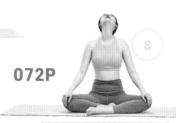

126P

오밴드 팔 운동

등과 어깨 근육 강화하기

통자 허리 체형

옆 엉덩이가 약해서 옆구리 근육이 긴장되면 통자 허리 체형이 된다. 엉덩이와 허리 근육을 강화하면 통자 허리 체형을 교정할 수 있다. 이때 전방경사 교정 운동을 함께 하면 운동 효과를 더욱 많이 볼 수 있다.

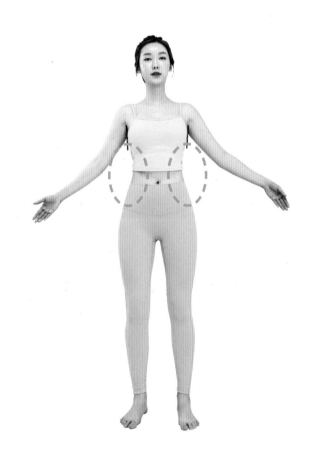

통자 허리 체형	짧아진 근육	허리 근육
	늘어난 근육	엉덩이 옆쪽 근육
이 자세만은 하지 말자!	다리 꼬기, 무릎 안으로 오므리기, 옆으로 눕기, 짝다리 짚기	

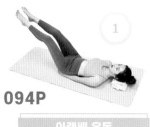

094P

1

아랫배 운동

잘록한 허리 만들기

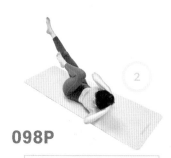

2

098P

허리를 얇게 만드는 운동

잘록한 허리 만들기

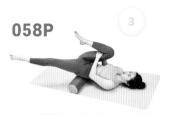

058P

3

Y존 스트래칭

다리 벌림 가동성 키우기

136P

4

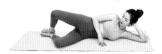

골반 넓어지는 운동

엉덩이 근육 강화하기

144P

5

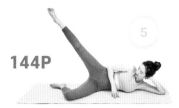

긴 다리 위로 드는 운동

엉덩이 뒤쪽 근육 강화하기

134P

6

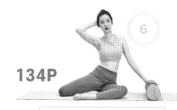

옆구리 살 빼는 운동

옆구리 강화하기

120P

7

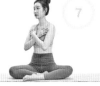

몸통 회전 운동

옆구리 뒤쪽 살 빼기

086P

8

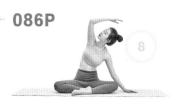

옆구리 뒤쪽 늘리는 운동

옆구리 뒤쪽 살 빼기

132P

9

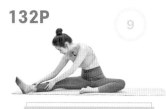

옆구리 늘리는 운동

옆구리 늘리며 마무리하기

승마살과 힙딥 해결하기

허벅지 안쪽 살과 골반 옆이 울퉁불퉁해지는 힙딥이 생기면 옆 엉덩이를 강화
시키는 운동을 해야 한다. 먼저 고관절 근육을 풀어준 뒤 옆 엉덩이와 허리 근육
강화 운동을 하는 것이 좋다. 전방경사 교정 운동을 함께 하면 더욱 효과적이다.

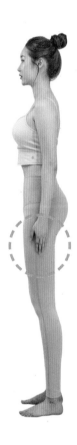

승마살과 힙딥	짧아진 근육	허벅지 안쪽 근육, 골반 옆쪽 근육
	늘어난 근육	엉덩이 옆쪽 근육
이 자세만은 하지 말자!	다리 꼬기, 무릎 안으로 오므리기, 옆으로 눕기, 짝다리 짚기	

058P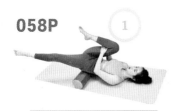

Y존 스트레칭

다리 벌림 가동성 키우기

136P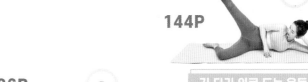

골반 넓어지는 운동

긴 엉덩이 근육 강화하기

144P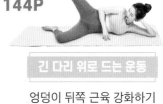

긴 다리 위로 드는 운동

엉덩이 뒤쪽 근육 강화하기

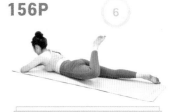

084P

높은 등 브릿지 운동

긴 엉덩이 안쪽
근육 강화하기

154P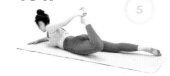

허벅지 앞쪽 늘리는 운동

짧은 허벅지 근육 늘리기

156P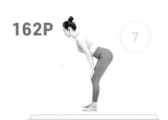

허벅지 바닥과 멀어지는 운동

긴 엉덩이 근육 강화하기

162P

일자 다리 운동

다리 정렬 교정하기

허벅지 뒤쪽 살과 셀룰라이트 해결하기

전방경사, 벌어진 다리, 무릎이 안으로 돌아간 체형은 이 부위에 살이 잘 찐다. 짧고 긴장된 고관절과 허벅지 앞쪽 근육을 풀어준 뒤 엉덩이 근육과 엉덩이 근육을 강화하면 뒤태를 밉게 하는 허벅지 뒤쪽 살과 셀룰라이트를 해결할 수 있다. 운동 전에 '모든 체형이 꼭 해야 하는 2주 스트레칭(73쪽)'을 하면 운동 효과가 더욱 커진다.

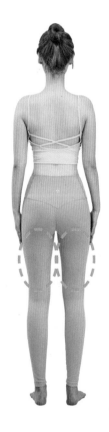

허벅지 뒤쪽 살과 셀룰라이트	짧아진 근육	허벅지 앞쪽 근육, 허벅지 앞쪽의 안쪽 근육
	늘어난 근육	엉덩이 근육, 허벅지 뒤쪽의 안쪽 근육
이 자세만은 하지 말자!	다리 꼬기, 무릎 안으로 오므리기, 옆으로 눕기, 짝다리 짚기	

058P

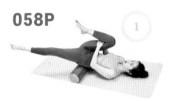

Y존 스트레칭

다리 벌림 가동성 키우기

145P

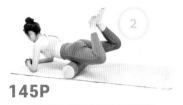

개구리 다리 운동

허벅지 안쪽 근육 강화하기

146P

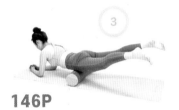

다리 천장 드는 운동

허벅지 안쪽 근육 강화하기

146P

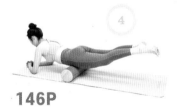

다리 천장 드는 운동 추가 동작

허벅지 안쪽 근육 강화하기

084P

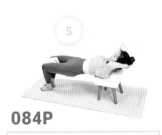

높은 등 브릿지 운동

긴 엉덩이
안쪽 근육 강화하기

허벅지 앞쪽 살과 종아리 알 해결하기

허벅지 앞쪽과 종아리에 알이 있어 두꺼운 체형은 고관절과 허벅지 앞쪽 근육이 복부와 엉덩이 근육의 움직임을 방해한다. 스트레칭으로 긴장된 근육을 풀어주어야 한다. 복부 근육을 강화한 뒤 허벅지와 종아리 근육 운동을 하면 가벼운 하체를 만들 수 있다. 전방경사 교정 운동을 함께 하면 더욱 효과적이다.

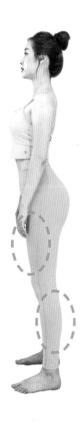

허벅지 앞쪽 살과 종아리 알	짧아진 근육	허벅지 앞쪽 근육, 종아리 근육
	늘어난 근육	엉덩이 근육, 허벅지 뒤쪽 근육
이 자세만은 하지 말자!	무릎 쫙 펴고 서기, 책상 위에 다리 올리기	

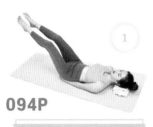

094P

아랫배 운동

긴 복부 근육 강화하기

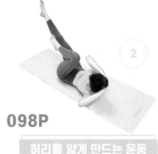

098P

허리를 얇게 만드는 운동

긴 복부 근육 강화하기

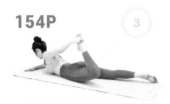

154P

허벅지 앞쪽 늘리는 운동

짧은 허벅지 근육 늘리기

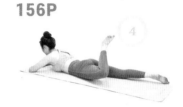

156P

허벅지 바닥과 멀어지는 운동

긴 엉덩이 근육 강화하기

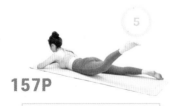

157P

아랫다리 접었다 펴는 운동

긴 허벅지 근육 강화하기

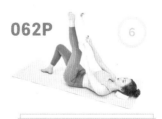

062P

종아리 스트레칭

짧은 종아리 근육
늘리며 강화하기

누구나 부상 없이
건강해질 수 있도록

처음에는 책을 통해 제가 알고 있는 내용을 많은 사람에게 전할 수 있다는 생각에 마냥 설레었습니다. 그러나 곧 책 쓰는 것이 보통 일이 아니라는 것을 뼈저리게 깨달았습니다. 초보자도 이해하기 쉬운 책, 쉽게 읽히는 책, 정확한 정보를 담은 책을 만들려면 더욱 집중해야겠다는 생각에 본업도 잠시 중단하고 진중하게 임했습니다.

필라테스 강사를 준비하며 오랜만에 볼펜을 잡았을 때 책 내용을 하나도 알아들을 수가 없어서 남들보다 몇 배의 노력을 해야 했습니다. 그때의 기억을 떠올리며 어떻게 하면 좀 더 쉽게 이해할 수 있을지 고민하고 노력하여 또 한 번 성장하는 시간이 되었습니다.

예전의 저는 몸 상태가 어떤지, 어디가 아픈지도 모른 채 이 운동, 저 운동을 따라 했다가 되려 큰 부상을 입었고, 체형은 더욱 틀어졌었습니다. 아프면 병원에서 정확한 진단과 처방을 받듯이 운동을 시작할 때에도 체형과 상태에 맞는 정확한 정보가 있어야 부상 없이 건강해질 수 있다는 걸 깨달았습니다.

자신의 체형을 분석하고 그에 맞는 운동을 시간과 돈이 건강해지는 데에 걸림돌이 되지 않길 바라는 마음에 이 책을 썼습니다. 누구나 부상 없이 건강해질 수 있도록 여러분의 첫걸음에 동행하고 싶습니다.

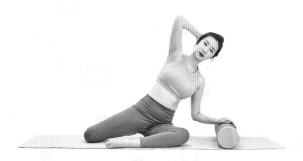

　전문가의 도움 없이도, 돈이 없어도, 내가 나를 진단하고 나에게 맞는 운동 처방으로 내 몸을 고쳐보세요. 만성 통증으로 받는 정신적, 육체적 스트레스가 얼마나 내 삶을 갉아먹고 있었는지 깨닫게 될 것입니다.

건강과 아름다움을 전파하는

필라테스 강사 **온도니**

Thanks to

　많은 사람들과 좋은 정보를 나눌 수 있도록 도와주신 북스고 출판사 관계자분들께 진심으로 감사합니다. 모든 일을 늘 함께 해주신 실장님 진심으로 감사합니다. 제가 바빠도 이해해주시고, 늘 격려와 응원을 아끼지 않는 탑라인필라테스 회원님들 진심으로 감사합니다. 엄마 사랑합니다.

내 몸에 딱 맞는 교정 운동으로
바르게
설 수 있다

펴낸날   초판 1쇄 2020년 7월 30일
        2쇄 2020년 8월 30일

지은이   온도니

펴낸이   강진수
편집팀   김은숙, 백은비
디자인   임수현

사 진   차준오

인 쇄   (주)우진코니티

펴낸곳   (주)북스고 | 출판등록   제2017-000136호 2017년 11월 23일
주 소   서울시 중구 서소문로 116 유원빌딩 1511호
전 화   (02) 6403-0042 | 팩 스   (02) 6499-1053

© 온도니, 2020

ISBN   979-11-89612-72-6   13510

이 도서의 국립중앙도서관 출판예정도서목록(CIP)은 서지정보유통지원시스템 홈페이지(http://seoji.nl.go.kr)와
국가자료종합목록시스템(http://kolis-net.nl.go.kr)에서 이용하실 수 있습니다. (CIP제어번호 : CIP2020030626)

책 출간을 원하시는 분은 이메일 booksgo@naver.com로 간단한 개요와 취지, 연락처 등을 보내주세요.
Booksgo는 건강하고 행복한 삶을 위한 가치 있는 콘텐츠를 만듭니다.